SOFIA MELNIK

Natürlich schmerzfreier Rücken

Die ganzheitliche Therapie mit nachhaltiger Wirkung
Sanfte Übungen für einen starken Rücken

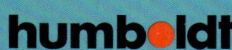

Inhalt

- 4 **VORWORT**
- 7 **RÜCKENSCHMERZEN – DIE URSACHE GANZHEITLICH BEHANDELN**
- 8 Mein ganzheitlicher Ansatz
- 11 Unsere Wirbelsäule: starkes Rückgrat und flexibles Körperzentrum
- 12 Der Gebrauch bestimmt die Form
- 16 Der Aufbau unserer Wirbelsäule
- 27 **Die Atmung: unser Antrieb, unsere Lebensenergie**
- 28 **Die Füße, unser Fundament**
- 32 Wie gut stehen Sie auf Ihren Füßen?
- 34 **Wunderwerk Faszien**
- 35 Den Körper im Ganzen denken
- 38 Störfaktor Narben
- 39 Tun Sie etwas für Ihre Faszien!
- 41 Faszi(e)nation Yoga
- 43 **Was unsere Organe mit dem Rücken zu tun haben**
- 45 Ist Ihr Darm „charmant" genug?
- 48 Es darf auch mal weniger sein: Fasten
- 52 Darmintelligenz und Stress
- 55 So sieht eine darmgesunde Ernährung aus
- 62 **Das vegetative Nervensystem**
- 64 Unsere psychische Gesundheit

Inhalt

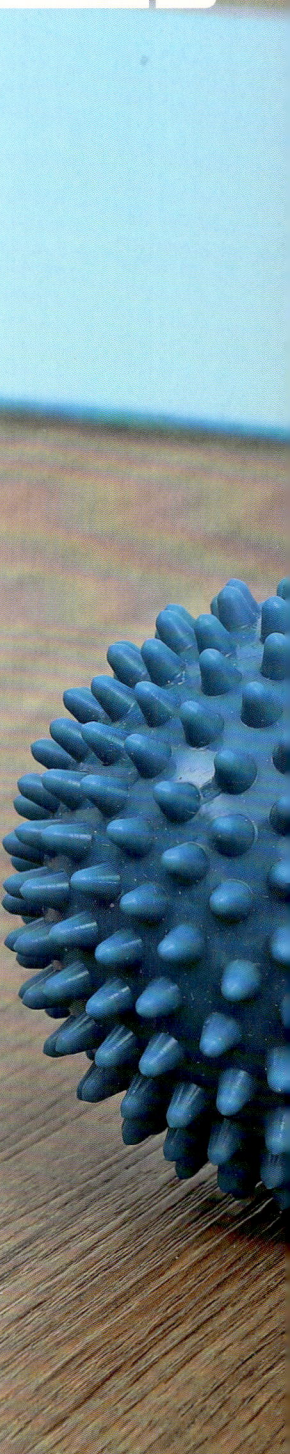

- 69 **DIE BESTEN ÜBUNGEN FÜR IHREN RÜCKEN**
- 71 **Atemschulung**
- 76 **Lockerung der Wirbelsäule**
- 82 **Kräftigung des Rumpfes**
- 86 **Die Wahrnehmung auf die Füße lenken**
- 96 **Das Fasziensystem**
- 96 Sanfte Übungen für die Akutphase
- 108 Übungen für morgens und abends
- 117 Übungen für zwischendurch
- 120 **Übungen aus dem Yoga**
- 121 Aktivierung von Wahrnehmung, Balance und Tiefenmuskulatur
- 125 Zwischenübungen zur Lockerung
- 136 **Übungen für die Organe und das Herz-Kreislauf-System**

- 140 **ZU GUTER LETZT: ENTSCHLEUNIGEN SIE MAL WIEDER**

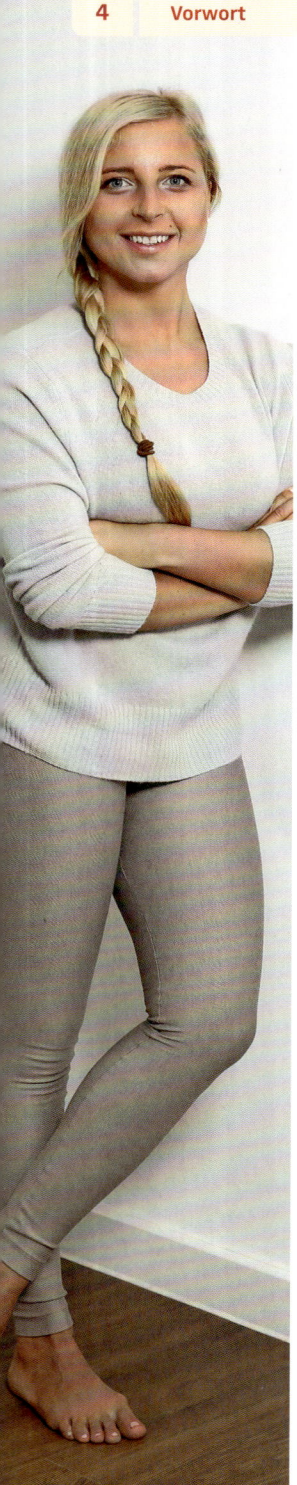

VORWORT

Liebe Leserin, lieber Leser,

mich ereilte ein Bandscheibenvorfall in der Halswirbelsäule ziemlich früh und ziemlich unerwartet, und so erlebte ich am eigenen Körper, wie es ist, eingeschränkt zu sein. Zwei Tage nach meinem 25. Geburtstag fuhr mir auf der Autobahn jemand ins Auto. Zunächst wurde „nur" ein Schleudertrauma mit Schädelhirntrauma diagnostiziert, und ich war beruhigt, dass nur mein Auto einen Totalschaden erlitten hatte. Doch etwa eine Stunde nach dem Unfall fingen die ersten Symptome an: Sensibilitätsstörungen, also Taubheit in der linken Hand, sowie ein Kribbeln und Schwäche im linken Arm. Als Linkshänderin und mit einem Beruf, in dem ich auf meine Hände angewiesen bin, kam langsam Panik in mir auf.

Nach fünf Tagen im Krankenhaus entließ ich mich selbst, da man dort weiter nichts für mich tun konnte. Nicht nur, dass ich dauerhaft Schmerzen hatte – pulsierend, ziehend, ausstrahlend, mal dumpf, mal spitz, dazu ein ständiges Ameisenkribbeln auf der Haut –, es blieben auch mein Ringfinger und kleiner Finger taub, ich hatte keine Kraft im Arm. Eine Tasse zum Mund zu führen fühlte sich an wie meine 10-kg-Hantel.

Mein Arzt sagte, ich solle mir Ruhe gönnen und versuchen runterzukommen. Meinem Körper, dem Nervensystem die Zeit geben, die er brauchte für die Heilung. Ich versuchte, mich durch Eigenmotivation und Tricks aus der Psychologie zu fangen, und ging in der Frühphase zu einem guten Osteopathen. Zusätzlich meditierte ich und akupunktierte mich selbst. Ich stellte mir einen Yoga-Therapieplan aus Atem-, Meditations- und Körperübungen zusammen, der meinen Möglichkeiten entsprach, und konnte nach vier Wochen langsam wieder mit meinem Beruf anfangen. Es dauerte, bis meine vollständige Kraft wieder da war, aber ich arbeitete mich langsam immer weiter. Es hatte mir sehr geholfen, ein Ziel vor Augen zu haben und einen individuellen Plan dafür aufstellen zu können. Egal, ob es Ihnen darum geht, wieder schmerzfrei ein paar Golfschwünge auf der Range zu machen oder sich nur endlich wieder bücken oder schmerzfrei am Arbeitsplatz sitzen zu können, ein Ziel hilft. Wichtig ist auch: Das Tempo dabei ist nicht entscheidend, denn was für den einen langsam ist, ist dem anderen viel zu schnell. Die Methode, die dem einen Linderung oder Heilung beschert, kann für einen anderen ohne Veränderung und Resultat bleiben. Wir alle sind Individuen, wir alle sind unterschiedlichen Belastungen ausgesetzt, wir alle haben individuelle Ansprüche und Bedürfnisse. Wichtig ist es, die individuelle Schwachstelle zu erkennen und achtsam darauf einzugehen.

Mein Buch soll Sie motivieren, sich körperlich bewusst zu bewegen und Ihren Körper mit Achtsamkeit wieder zu belasten, trotz Schmerzen und langjährigen Einschränkungen. Sie können sich selbstständig helfen, wieder Schmerzfreiheit und mehr Bewegungsfreiheit zu erreichen und nicht nur den nächsten Arzttermin abzuwarten. Ich möchte Ihnen aufzeigen, wie Sie Ihre Symptome lindern und an den mannigfaltigen Ursachen für Ihre Beschwerden ansetzen können, egal ob akut oder chronisch.

Damit wünsche ich Ihnen, liebe Leserinnen und Leser, viel Spaß beim Blättern und Erkunden und vor allem beim fleißigen und regelmäßigen Üben, das Ihnen direkte Erfolge und Fortschritte ermöglicht. Aber vor allem wünsche ich Ihnen, dass Sie sich durch dieses Buch wieder mehr Zeit für sich nehmen – Zeit, um wahrzunehmen, was Ihr Körper und Geist brauchen, um wieder optimal leistungsfähig zu sein.

Ihre Sofia Melnik

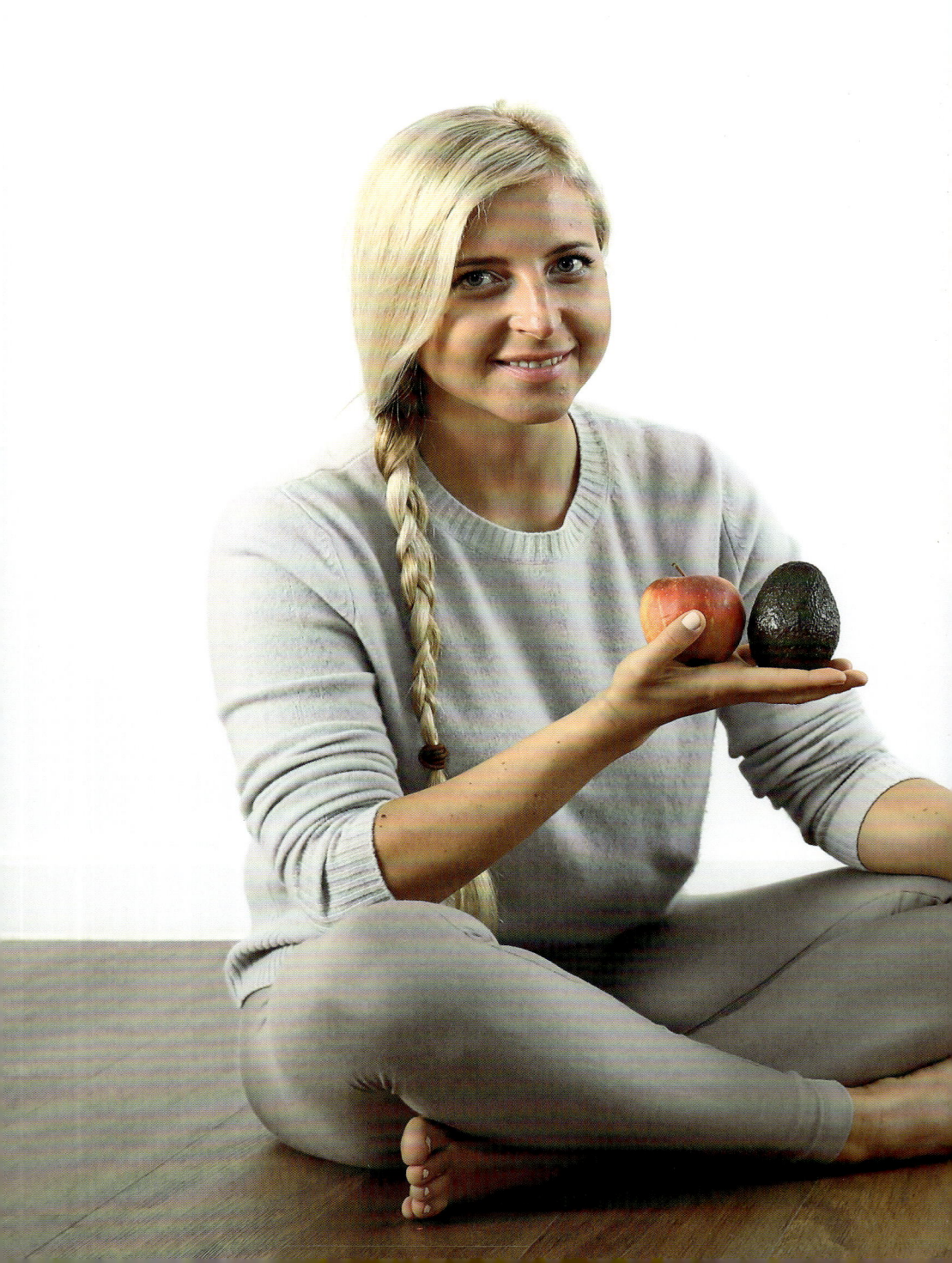

RÜCKENSCHMERZEN – DIE URSACHE GANZHEITLICH BEHANDELN

Wie komplex die Gründe für einen schmerzhaften Rücken und wie ungeahnt weitreichend sie sein können, möchte ich Ihnen in diesem Kapitel aufzeigen. Dadurch können Sie gezielt die eigenen Schwachstellen erkennen und die einzelnen Bausteine nachhaltig selbst therapieren. Sie erhalten einen ganzheitlichen Überblick über den komplexen Organismus Mensch und die vielen möglichen Quellen für die Rückenschmerzen. Lernen Sie Ihre Stärken und Schwächen zu erkennen und mit den täglichen Anforderungen und Herausforderungen angemessen umzugehen.

Mein ganzheitlicher Ansatz

Man kennt ihn nur zu gut, egal ob man selbst betroffen ist oder ob es Familienangehörige, Freunde oder Kollegen sind: den Satz „Ich habe Rücken." Am Zeitschriftenstand türmen sich Spezialausgaben zum Thema Rückenbeschwerden, Zeitungen widmen diesem Thema regelmäßig Schlagzeilen.

Rückenschmerzen sind das Volksleiden Nummer eins. Mehr als 80 Prozent der Deutschen klagen über Schmerzen in der zentralen Säule des Körpers. In immer mehr Firmen, nicht nur in großen Unternehmen, versucht man durch „Rückenpausen" im Büroalltag die Krankheits- und Fehltage, die durch ihn verursacht werden, einzudämmen. Dabei werden jährlich über 45 Milliarden Euro für Therapien ausgegeben. Was ist die Ursache? Hat uns die Evolution mit dem aufrechten Gang einen Streich gespielt, hätten wir als Vierfüßler weniger Probleme?

Rückenschmerzen sind sehr komplex, und es sind bei Weitem noch nicht alle Ursachen erforscht. Die Wahrscheinlichkeit, dass ein knöchernes Problem dahintersteckt, ist jedoch eher gering. Aus diesem Grund bleiben viele teure bildgebende Maßnahmen oft ohne Ergebnis: Das Fachmagazin New England Journal of Medicine etwa veröffentlichte vor einiger Zeit eine Studie an 100 Menschen, die noch nie mit Rückenschmerzen zu tun hatten. Das erstaunliche Ergebnis: 75 Prozent hatten gravierende Veränderungen an der Wirbelsäule, aber nach eigener Aussage keinerlei Beschwerden.

Natürlich erfordern Rückenschmerzen auch bildgebende Maßnahmen, um andere Erkrankungen wie etwa einen Tumor ausschließen zu können. Nach wie vor sind jedoch zahlreiche Ärzte leider der Überzeugung, dass jedem Rückenschmerz eine unfallbedingte oder degenerative Veränderung der Wirbelsäule zugrunde liegt. Dabei sind bei 60 bis 80 Prozent der Patienten mit chronischen Rückenschmerzen weder die Bandscheiben noch

> **!** Es sind bei Weitem noch nicht alle Ursachen von Rückenschmerzen erforscht.

der Rücken die wahre Ursache für die Beschwerden. Dennoch wird vielen Betroffenen übereilig zu Operationen geraten: In Deutschland werden pro Jahr rund 400.000 Eingriffe durchgeführt, von denen 80 Prozent überflüssig sind.

Wirbelsäulenbeschwerden in Zahlen und Fakten
80 Prozent der Deutschen erleben mindestens einmal im Leben heftige Schmerzen zwischen Nacken und Steißbein. Jede fünfte Frau und jeder siebte Mann leiden an chronischen Schmerzen entlang der Wirbelsäule.

Rückenprobleme sind nach den Atemwegserkrankungen die zweithäufigste Ursache für Arbeitsunfähigkeit. Sie kommen die Volkswirtschaft teuer zu stehen, denn durch Arbeitsausfälle und Frührenten entstehen Kosten in Höhe von 21 Milliarden Euro.

Zum Glück passiert ein Bandscheibenvorfall nicht von heute auf morgen, sondern meist kommt man mit einem Weckruf davon. Irgendetwas muss man ändern, aber wie geht man da am besten ran? Wie lässt sich der Schaden eingrenzen, reduzieren, und wie geht man auch auf längere Sicht damit um? Oft bleiben die Betroffenen allein mit ihrer Diagnose, den Schmerzen und Bewegungseinschränkungen und vor allem mit der Angst, es könnte noch schlimmer kommen. Dabei gibt es heute gute Möglichkeiten, Rückenschmerzen in den Griff zu bekommen. Die, mit der ich die besten Erfahrungen gemacht habe, stelle ich Ihnen in diesem Buch vor.

Insgesamt umfasst mein Buch die drei Bereiche, die auch in der Osteopathie betrachtet werden, und ermöglicht Ihnen so Kapitel für Kapitel eine tiefergehende Einsicht und einen ganzheitlichen Lösungsansatz für Rückenschmerzen:
- das parietale System: Muskeln, Skelett, Faszien
- das viszerale System: Organe bzw. Einblick in den Darm
- das craniosacrale System: das vegetative Nervensystem

> **!** Auch alte Narben können ein Auslöser für Rückenschmerzen sein.

Wir betrachten also ausgehend von unserer Wirbelsäule mit ihren Bandscheiben und der umgebenden Muskulatur das gesamte Skelett. Sie erfahren etwas über die Verbindungen zwischen den Extremitäten und der Körpermitte, die die Faszien, unser Bindegewebesystem, bilden. So werden zum Beispiel Fußfehlstellungen und abweichende Beinachsen zum Rücken weitergeleitet und können der wahre Grund für die Rückenschmerzen sein. Auch alte, vergessene Narben und Verklebungen des Bindegewebes in unserem Fasziensystem können ein Auslöser sein.

Dann gehen wir eine Schicht tiefer in den menschlichen Organismus – zu unseren Organen. Myome in der Gebärmutter oder Zysten an den Eierstöcken können manchmal Nervenbahnen quetschen, die Rücken, Becken und Beine versorgen und so zu Schmerzen im Rücken führen, die sich teilweise wie ein Bandscheibenvorfall anfühlen. Nierenerkrankungen könnten ebenfalls dahinterstecken, und auch koronare Herzkrankheiten, die eine Mangeldurchblutung mit sich führen, können zu Schmerzen in der Brustwirbelsäule führen.

Ein weiterer Schwerpunkt in diesem Buch liegt in der näheren Betrachtung des Darmes. Die Folge von Nahrungsmittelunverträglichkeiten und -allergien sind nicht in jedem Fall Verdauungsbeschwerden, Blähungen, Durchfall oder Übelkeit. Reizung der Nerven, eine Veränderung der Darmflora und damit einhergehende Entzündungen im Darm können zu Verspannungen und vielfältigen Schmerzen im Rücken führen. Hinzu kommt, dass Nahrung einen großen Einfluss auf unsere Stressresistenz bzw. Stresssensibilität hat, und falsche Nahrung kann Stressmechanismen auslösen.

Stress ist bekanntlich die Hauptursache für Rückenschmerzen. Im letzten Kapitel des ersten Teils bekommen Sie einen kleinen Überblick über das vegetative Nervensystem. Es steuert, abhängig vom Stress und unserer psychischen Belastung, viele Prozesse in unserem Körper. Unter anderem ist es zuständig für die Organe und steht damit auch in direkter Beziehung zu unserem

Darm. Stress, der nicht abgebaut wird, führt zu einem erhöhten Muskeltonus, wodurch es auch zu Verspannungen im Rücken kommen kann.

Dadurch, dass wir Schicht für Schicht vordringen und uns einen Einblick verschaffen, können wir auch unsere Individualität verstehen, unsere Schwachstellen und Stärken. Wir lernen, unseren Körper aus ganzheitlicher Sicht zu begreifen und zu akzeptieren, um richtig mit ihm umzugehen und ihn an unsere täglichen Bedürfnisse anzupassen. Es ist wie mit Meereswellen: Mal ist der Wellengang größer, intensiver, stärker, mal ist er flacher und ruhiger. Man kann die Wellen nicht abschaffen, aber man kann lernen, sie zu reiten.

> Man kann die Wellen nicht abschaffen, aber man kann lernen, sie zu reiten.

Im zweiten Teil des Buches, im Praxisteil, erfahren Sie, welche Übungen wann für Sie geeignet und am wirkungsvollsten sind. Sie werden sehen, wie gut sich die einzelnen Übungen in Ihren Alltag integrieren lassen. Ziel des Übungsteils ist es, Ihnen eine Sammlung an intensiven, gezielten Übungen an die Hand zu geben, aus denen Sie je nach Situation und Beschwerden für sich das Beste heraussuchen können.

Unsere Wirbelsäule: starkes Rückgrat und flexibles Körperzentrum zugleich

Unsere Wirbelsäule ist ein komplexes Gebilde, an das wir täglich neue Anforderungen stellen. Sie ist in unserem Alltag Belastungen ausgesetzt – ob wir stehen, sitzen oder liegen, und auch, wenn wir nichts tun. Wir tragen physische Last, aber auch psychischen Ballast auf unseren Schultern. Unser Kreuz kann uns auffangen, wenn wir uns durch negative Emotionen oder depressive Verstimmungen wortwörtlich hängen lassen.

Wir brauchen ein starkes Rückgrat, das uns Halt gibt und auf das wir uns verlassen können. Die Wirbelsäule ermöglicht uns einen aufrechten, selbstbewussten Gang – sie ist ein Meisterstück der Evolution. Auf der anderen Seite muss unsere Körpermitte flexibel sein, wendig und uns ermöglichen, die Welt um uns herum zu erfassen. Die Welt dreht sich um eine Achse – so dreht sich auch unser Leben um die „Achse" unserer Wirbelsäule. Das Leben geht immer weiter, und so müssen auch wir weiter gehen in unserem Leben bzw. uns bewegen. Unser Alltag ist individuell und vielseitig, wir strecken, drehen, bücken uns und können gehen, laufen, sprinten, hüpfen, springen, tanzen, schwimmen oder klettern.

Das ist auch gut so, denn Bewegung ist Leben, und Leben ist Bewegung. Und so sehr uns die verschiedenen Bewegungen auch anstrengen und unsere Wirbelsäule belasten, gibt es nichts Schlechteres für unseren Organismus, als vollkommen bewegungslos zu sein. Unser Körper wie auch der Geist wollen gefordert und gefördert werden, und das täglich. Wir brauchen gezielte Bewegungen, die auf unsere Bedürfnisse eingehen, so dass wir damit unserem Körper und unserem Geist etwas Gutes tun. Durch Bewegung geben wir unserem Organismus bewusst zurück, was er täglich für uns leistet und auch weiterhin leisten soll.

!

Durch Bewegung geben wir unserem Organismus bewusst zurück, was er täglich für uns leistet und auch weiterhin leisten soll.

Der Gebrauch bestimmt die Form

Vor etwa sieben Millionen Jahren kletterte der erste Affe vom Baum und begab sich auf die lange Reise hin zu einem aufrechten Gang auf zwei Beinen. Es dauerte einige Millionen Jahre, bis die Evolution unseren Gang optimal verfeinert und unsere Gelenke an die neue Belastung angepasst hatte. Warum haben wir uns überhaupt diese Mühe gemacht und uns aufgerichtet? Wenn wir an unseren Alltag denken, fallen uns viele Vorteile ein, dementsprechend gibt es auch zahlreiche Theorien: Von der „Hände-frei-Theorie" über die „Man-verbraucht-weniger-Energie-Theorie" bis hin zur „Hohe-Früchte-Theorie".

Viel interessanter ist jedoch, dass diese Aufrichtung die Basis für unsere geistige Weiterentwicklung war. Unser aufrechter Gang, bei dem sich die Wirbelsäule und mit ihr der Brustkorb aufrichten, veränderte unseren Mund-Rachen-Raum, so dass wir differenziertere Klangbilder produzieren konnten. Das war die Basis für unsere sprachliche Entwicklung. Hinzu kam, dass die Vorderpfoten bzw. unsere Hände beim Fortbewegungsprozess häufiger frei waren und somit Zeit hatten, sich auf feinmotorische Greif- und Tastaufgaben zu spezialisieren. Wir lernten, Werkzeuge zu bauen, die unseren Alltag und die Nahrungssuche erleichterten, die Nahrungsauswahl erweiterten und damit unser Überleben sicherten. Wissenschaftler fanden heraus, dass genau diese Feinmotorik einer Hand unser Gehirn wachsen lässt, neue Verbindungen zwischen unseren Gehirnzellen schafft und neue bildet. Denn die vielen Eindrücke, die eine erspürende und fein tastende, greifende Hand wahrnimmt, lassen uns in dem komplexen Zusammenspiel mit unseren anderen Sinnesfähigkeiten unsere Welt erst begreifen und machen den Alltag greifbar.

Im Laufe der Evolution passte sich mit dem aufrechten Gang auch unser Gehirn den neuen Anforderungen an, und die Koordination der Sinne und der Motorik wurden verfeinert. Heute können wir mit unseren Händen allerlei Wunder vollbringen, die wir als selbstverständlich ansehen – sei es, dass wir eine Kaffeetasse zum Mund führen, uns die Zähne putzen oder komplexe Stücke auf Musikinstrumenten fehlerfrei spielen.

Doch unser Alltag zwingt uns in eine Monotonie, ganz gleich, in welchem Beruf wir uns bewegen: Ob am Schreibtisch, am Fließband, an der Kasse oder am Klavier. Wir verharren über längere Zeit in der gleichen Haltung, unser Körper verfällt in eine monotone Ansteuerung der Muskulatur. Es kommt zu Fehlbelastungen und Überbelastungen von Muskelgruppen, und andere wiederum werden unterfordert, dies führt zu muskulären Dysbalancen, einem Muskelungleichgewicht.

> **!**
> Unsere Körperhaltung folgt immer den Anforderungen, die wir an sie stellen, und passt sich an.

Unsere Körperhaltung folgt immer den Anforderungen, die wir an sie stellen, und passt sich an. Für alle Gelenke gilt: „Der Gebrauch bestimmt die Form." Wenn wir also acht Stunden am Tag auf den Computer starren, unsere Augen müde werden und die Konzentration nachlässt, sacken wir Stunde für Stunde mehr nach vorn und näher an den Bildschirm, direkt hinein in eine gekrümmte Haltung, in der unser Brustkorb einfällt, unsere Rückenmuskeln überlastet werden und die Atmung flacher wird. Ein Teufelskreis beginnt, denn bei einer flachen Atmung wird die Körpermuskulatur und vor allem unser Gehirn weniger mit Sauerstoff versorgt. Die Muskeln verspannen sich, unsere Aufmerksamkeit, Konzentrationsfähigkeit, Leistungsfähigkeit und vor allem die Wachheit reduzieren sich. Und das jeden Tag. Der sprichwörtliche stete Tropfen höhlt den Stein, und der Gebrauch verfestigt immer weiter eine bestimmte Form – bis unser Körper diese Belastung und Fehlhaltung nicht mehr kompensieren, der Überbelastung nicht mehr standhalten und ihr auch über Schonhaltungen nicht ausweichen kann.

Unser Körper, Muskel- und Skelettsystem, der Bandapparat und auch das Bindegewebe, Fasziensystem genannt, kommen an ihre Grenzen, was Spannkraft und Spannfähigkeit angeht. Die Balance zwischen unseren Anforderung und der möglichen Belastbarkeit gerät endgültig aus dem Gleichgewicht. Es kommt zu einer sogenannten Dekompensation, es treten Schmerzen offen zutage. Das ist ein Zeichen, dass etwas nicht stimmt, dass unser Körper so nicht mehr weiter unseren täglichen Anforderungen an ihn gerecht werden kann. Dann ist es Zeit zu reagieren bzw. zu agieren und etwas zu ändern.

Mit einigen gezielten Entlastungs- und Ausgleichsübungen ließe sich diese Dysbalance wieder ins Gleichgewicht bringen. Doch nach dem stressigen Berufsalltag folgt häufig gleich die Freizeitbelastung: Beim Tennis, beim falschen Heben, beim Tragen von Einkaufstüten oder Wäscheaufhängen, beim intensiven

"Pumpen" im Fitnessstudio. Auch ich merke, wie mein Rücken nach Ausgleichsbewegung schreit, wenn ich nach einem langen Tag noch am Schreibtisch sitzen muss. Da ich in meinem Beruf hauptsächlich stehend arbeite und ständig in Bewegung bin, ist es für meinen Körper eine Herausforderung, ruhig am PC zu sitzen. Meine innere Stimme fordert mich auf, mich immer wieder kurz zu bewegen, die Sitzposition zu ändern, mich zu drehen, zu strecken, um meine Muskulatur, aber auch meine Augen zu entlasten und mich wieder optimal konzentrieren und fokussieren zu können. Wenn man dieser Stimme folgt, kommt es erst gar nicht zu Beschwerden, die den Teufelskreis aus Bewegungseinschränkung und Schmerz einläuten.

Unser Körper ist eigentlich leistungsfähig und kann einiges vertragen und ausgleichen. Doch so, wie der stete Tropfen den Stein höhlt, so bringt auch irgendwann der letzte Tropfen das Fass zum Überlaufen. Es gilt also, frühzeitig das Fass zu leeren. Prävention ist das eine Schlagwort, Schadensbegrenzung das andere. Wir verfügen über folgende Ansatzpunkte, um die Dysbalancen in den verschiedenen Ebenen und Schichten in unserem Körper zu ergründen:

- körperliche Belastungen und unsere Haltung
- die Ernährung
- Stress und emotionale Belastung
- das vegetative Nervensystem

> Unser Körper ist eigentlich leistungsfähig und kann einiges vertragen und ausgleichen.

Egal ob Sie sich in der Akutphase befinden, wenn Rückenprobleme offen zutage treten und ungewohnte, noch nie aufgetretene Schmerzen Sie im Alltag begleiten, oder ob Sie seit Jahren unter chronischen Rückenschmerzen, Bewegungseinschränkungen und Schmerzen leiden – es sind genau diese vier Punkte, deren gezielte und individuelle Behandlung Linderung verschaffen und uns Lebensenergie und Beweglichkeit zurückgeben können. Vielleicht hat Sie das erste Mal der "Hexenschuss" getroffen, der erste

> **!**
>
> Lernen Sie etwas über die tieferen Ursachen von Rückenschmerzen.

Warnruf Ihres Körpers, vielleicht haben Sie diesen ignoriert und stehen nun vor der Diagnose Bandscheibenvorfall, vielleicht sind Sie auch das allererste Mal außer Gefecht gesetzt und wissen nicht, wie Sie Ihren Körper wieder „flottbekommen" sollen – kommen Sie mit auf die Reise, Schicht für Schicht tiefer in Ihren Körper und seine Systeme. Erfahren Sie, was Ihr Körper Ihnen mit den Beschwerden wirklich mitteilen will und wo Sie ansetzen können. Mit jedem Kapitel lernen Sie, wie man Stück für Stück alle Facetten von Körper und Geist wieder ins Lot bringt. Somit lernen Sie wieder im Gleichgewicht zu sein, im Einklang mit Ihren äußeren Anforderungen und Ihrer Belastbarkeit. So werden auch die Schmerzen gelindert bzw. das Schmerzgedächtnis ausgelöscht und der Körper geschult, seine Selbstheilungskräfte mehr zu nutzen, um wieder ganzheitlich optimal leistungsfähig zu sein.

Der Aufbau unserer Wirbelsäule

Um richtig auf die Hilferufe Ihres Körpers reagieren zu können, ist es zunächst sinnvoll, sich den Aufbau dieses komplexen Systems klarzumachen. Wenn Sie sich die Abbildung anschauen, erkennen Sie, wie vielseitig unsere Haltung sein kann. Wie wir

Vielleicht erkennen Sie sich selbst in einer der Haltungen!

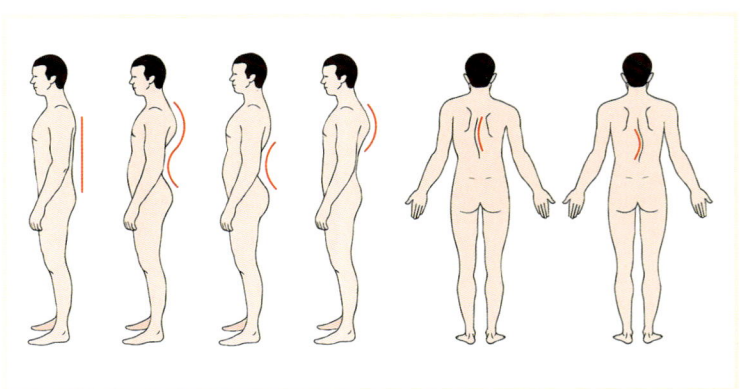

unsere Wirbelsäule gebrauchen, spiegelt sich in unserer Haltung wider. Auch wird deutlich, wie flexibel unser Rückgrat ist und wie vielseitig und wendig in alle drei Dimensionen es sein muss, um auf äußere Einflüsse reagieren zu können und sich anzupassen.
Die Wirbelsäule weist im Idealfall und von der Seite betrachtet eine doppelte s-förmige Krümmung auf. So hat sie die optimale Form, um jeden Schritt, jede Erschütterung abfedern zu können. Wäre sie nur gerade, würde das Wertvollste an unserem Körper, unser Gehirn, einer ständigen Erschütterung ausgesetzt sein. So kann sie wie eine Schwingfeder eine zehnmal höhere Belastung aushalten.

Allerdings ist die bloße knöcherne Wirbelsäule ohne Muskulatur, die sich an sie anpasst, wenig wert. Bereits unter einer Belastung von zwei Kilogramm würde sie zusammenbrechen. Damit diese Achse also stabil und beweglich zugleich ist, hat uns die Evolution ein perfektes Getriebesystem verpasst, das alles im Lot hält: Die Bandscheiben befinden sich zwischen den 24 frei gelagerten Wirbeln, dazu Wirbelgelenke, Bänder, Sehnen und über 300 Muskeln.

> **!** Die Wirbelsäule hat die optimale Form, um jeden Schritt und jede Erschütterung abfedern zu können.

Insgesamt bilden 33 Wirbel das zentrale Element unserer Wirbelsäule. Sie sind die verbindende Einheit mit den restlichen Knochen der Extremitäten. Die Wirbelsäule trägt unseren Kopf mit dem wertvollen Gehirn und macht uns flexibel – nach vorne, nach hinten, zur Seite.

Jeder ihrer Abschnitte, Hals-, Brust- und Lendenwirbelsäule, hat seinen bestimmten Bewegungsradius und eine vorgesehene Richtung und Biomechanik. Dadurch werden auch kombinierte Bewegungen wie Seitneigung, die sich jeweils zusammensetzen aus Vor- und Rückneigung plus Rotation der Wirbelgelenke, möglich. Dazu kommen auch komplexe Bewegungen in allen drei Dimensionsebenen, zum Beispiel bei Rückneigung plus Seitneigung und Rotation in die gleiche Richtung, etwa wenn man auf den Rücksitz des Autos greift. Oder maximale Rückneigung,

Seitneigung links und maximale Rotation zur Gegenseite – dies ist eines der Bewegungsmuster beim Golfschwung in der Vorschwungphase. Eine solch komplexe und „extreme" Bewegung kann sich nach dem 18. Loch, sobald man zur Ruhe kommt, im Kreuz deutlich bemerkbar machen.

Es sind genau diese komplexen Bewegungen, die eine optimal funktionierende Einheit zwischen den einzelnen Wirbeln, Segment für Segment, und ein Zusammenspiel zwischen Lenden-, Brust- und Halswirbelsäule voraussetzen. Wie bei einem Schweizer Uhrwerk muss jedes Zahnrad perfekt arbeiten und seine vorgesehene Funktion erfüllen können. Ansonsten kommt es zu Überlastung oder Abnutzung und irgendwann zur Dekompensation. Darunter versteht man, dass der Körper die Funktionsstörung nicht mehr ausreichend ausgleichen (kompensieren) kann und ein Krankheitsbild entsteht. Wenn Sie sich nochmals das Bild der verschiedenen Haltungstypen ansehen und sich nach dem Zahnradprinzip die komplexen Bewegungsanforderungen vorstellen, können Sie sich auch ohne ein Studium der Biomechanik vorstellen, dass nicht jeder Haltungstyp solchen Belastungen lange standhalten kann.

Die Halswirbelsäule

Schauen Sie am besten einmal auf die Abbildung der Wirbelsäule: Oben befindet sich die Halswirbelsäule (HWS). Sieben Halswirbel (C1–C7) tragen unseren Schädel, unseren schweren Kopf. Die HWS ermöglicht unserem Kopf durch ihren speziellen Aufbau eine große Beweglichkeit, sie lässt uns Ja und Nein sagen, uns umblicken und ermöglicht überhaupt einen ziemlich großen Spielraum. Man denke nur an den Schulterblick beim Einparken, aber auch an komplexe kombinierte Bewegungen wie beim Anvisieren des Tennisballs beim Aufschlag. Ähnlich der Lendenwirbelsäule bildet der Verlauf der Halswirbelsäule einen sanften Bogen, die sogenannte Halslordose.

> **!**
>
> Die Halswirbelsäule ermöglicht dem Kopf durch ihren speziellen Aufbau eine große Beweglichkeit.

Der 1. Halswirbel, Atlas genannt (der als Sagengestalt der griechischen Mythologie die Welt auf seinen Schultern trägt), hat keinen Wirbelkörper und hält unseren Schädel allein mit seinem feinen knöchernen Ring. Die Verbindung vom 1. Halswirbel zur Schädelbasis bildet damit das obere Kopfgelenk. Zusammen mit dem 2. Halswirbel, dem Axis, bildet der Atlas das untere Kopfgelenk. Die weiteren Halswirbel C3–C7 haben die übliche Wirbelkörperform, wobei das Halswirbelsäulensegment C2/C3 einen großen Anteil der Seitwärtsbewegung übernimmt.

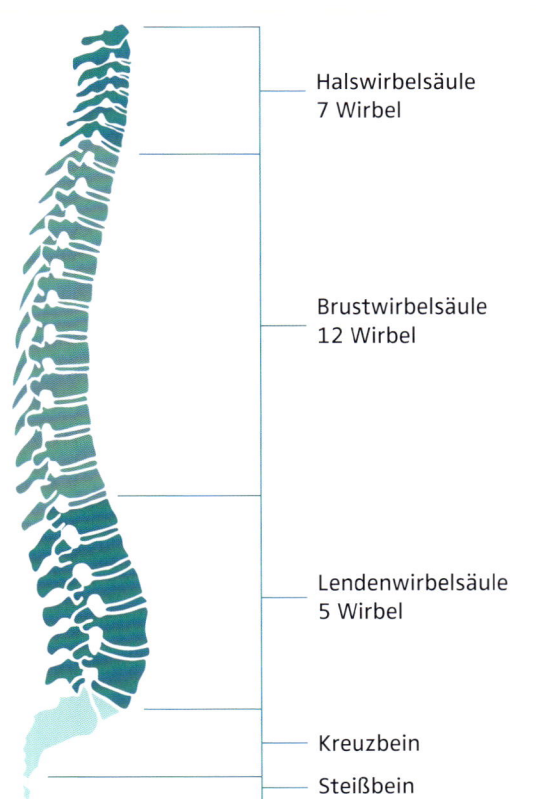

Halswirbelsäule
7 Wirbel

Brustwirbelsäule
12 Wirbel

Lendenwirbelsäule
5 Wirbel

Kreuzbein

Steißbein

Der Aufbau unserer Wirbelsäule gleicht einem S.

Der 7. Halswirbel steht deutlich vor, sein Dornfortsatz ist deswegen im Vergleich zu den anderen sechs Halswirbeln gut tastbar, und man kann sich anatomisch an ihm orientieren. Der Bereich am unteren Ende der Nackenfurche, wo die Halskette aufliegt oder der Rand des Oberteils endet, ist häufig sehr empfindlich, denn er ist im Alltag durch die vorgeneigte Haltung und den vorgeschobenen Kopf belastet. Langjährige Überlastungen in diesem Bereich des Übergangs von der Halswirbelsäule in die Brustwirbelsäule machen sich auch durch Ablagerungen in Form eines „Witwenbuckels" bemerkbar.

Die Bewegungen der Halswirbelsäule reichen bis zum Th3, also bis zum 3. Brustwirbel. Deswegen können Blockaden in dieser Region die Beweglichkeit der Halswirbelsäule einschränken bzw. Bewegungseinschränkungen in der HWS zu Schmerzen und Blockierungen auch in der oberen Brustwirbelsäule führen.

Aus dem Rückenmark im Bereich der Halswirbelsäule entspringen auf jeder Seite acht Nervenstränge. Die oberen vier bilden das Halsgeflecht, das den Hals, die Halsmuskulatur, aber auch unser Zwerchfell mit Nerven versorgt. Wenn zum Beispiel eine Verletzung des Rückenmarks auf Höhe des vierten Wirbelkörpers (oder höher) vorliegt, ist ein eigenständiges Atmen nicht mehr möglich, weil unser Zwerchfellmuskel nicht mehr angesteuert werden kann. Umgekehrt lassen sich Verspannungen in der Halswirbelsäule lindern und die Beweglichkeit im Segment C1–C4 erweitern bzw. Blockaden leichter lösen, wenn man vorher das Zwerchfell behandelt bzw. Atemübungen macht.

Die unteren vier Spinalnerven (C5–C8) bilden zusammen mit den Nerven des ersten Brustwirbels (Th1) das Armgeflecht. Dieser sogenannte Plexus brachialis innerviert die Brust-Arm-Muskulatur sowie die dazugehörigen Hautpartien. So erklärt es sich, dass zum Beispiel Blockaden in der Halswirbelsäule zum „Tennisellbogen" oder „Golferarm" führen können. Man sollte folglich bei chronischen Schmerzen im Ellbogen nicht nur die Sehne des Muskels betrachten, sondern auch auf die Halswirbelsäule schauen.

Wenn (meist bei Frauen) ein Aufquellen um den 7. Halswirbel erkennbar ist und sich ein teilweise brennender Spannungsschmerz wie eine schwere Kette um den Hals legt, könnte es sich, zusammen mit weiteren spezifischen Symptomen, um ein Schilddrüsenproblem handeln. Dies muss durch eine Ultraschalluntersuchung und eine Analyse der Schilddrüsenhormone abgeklärt werden.

> **!** Ein Spannungsschmerz um den 7. Halswirbel könnte auf ein Schilddrüsenproblem deuten.

Es ist wichtig, im funktionellen Zusammenhang mit der HWS nicht nur die Brustwirbelsäule zu berücksichtigen, sondern auch den oberen Abschnitt: unseren Schädel bzw. den Kiefer. Kiefergelenksprobleme, ungleicher oder verstärkter Aufbiss, Zahnspangen, Weisheitszähne oder nächtliches Knirschen führen oft zu Verspannungen im Nacken, aber auch Fehlstellungen in den Kopfgelenken. Umgekehrt verstärken Fehlstellungen in den Kopfgelenken die Kieferprobleme oder lösen sogar Tinnitus aus. Ausdrücke wie „der ist hartnäckig" oder „verbissen", „die Angst sitzt ihm im Nacken", „eine große Last auf den Schultern tragen" erinnern uns daran, wie die innere Haltung auch die äußere beeinflusst. In der Psychosomatik steht die Halswirbelsäule auch für Kommunikation, Selbstausdruck und wie weit man sich dem Leben, den Geschehnissen öffnen und diese zulassen will.

Die Brustwirbelsäule

Unsere Brustwirbelsäule (BWS) besteht aus zwölf gegeneinander beweglichen Brustwirbelkörpern, den dazugehörigen Quer- und Dornfortsätzen und den Gelenkfortsätzen. Die Wirbelkörper der BWS sind massiver als die der HWS. Der knöcherne Brustkorb (Thorax) besteht aus den zwölf kräftigen BWK, den dazugehörigen Rippenpaaren und dem Brustbein.

Neben der Funktion als statisches Organ und als Bewegungsorgan hat der Brustkorb eine Schutzfunktion für die darin enthal-

> **!**
>
> Der Brustkorb hat eine Schutzfunktion für die Organe Herz und Lunge.

tenen Organe Herz und Lunge. Die Brustwirbelsäule dient auch als Schutz- und Leitungsorgan für das Rückenmark, das durch den Brustwirbelkanal verläuft, und aus jedem Brustwirbel treten seitlich wieder Nerven aus. Auch ein Teil unseres vegetativen Nervensystems, das unsere Organe innerviert, ist in der Brustwirbelsäule eingelagert.

Der Bewegungsumfang der Brustwirbelsäule ist jedoch gering, da die Befestigung der Rippen und die dachziegelartige Anordnung der Dornfortsätze keinen großen Bewegungsspielraum zulassen. Die bedeutsamste Funktion der Brustwirbelsäule besteht in der Drehung des Rumpfes. Drehbewegungen des Rumpfes werden hauptsächlich in der unteren Brustwirbelsäule ausgeführt.

Jede Rippe ist über ein kleines Gelenk mit dem Querfortsatz eines Brustwirbels verbunden. Die Rippen 1–7 setzen direkt vorne am Brustbein an. Die unteren Rippen 8–10 sind vorne über einen knorpeligen Rippenbogen miteinander verbunden. Die 11. und 12. Rippe sind kürzer und enden frei in der Bauchwand. Zwischen den Rippen befindet sich die schräg verlaufende Zwischenrippenmuskulatur. Diese Muskeln, die wie ein Fächer aufliegen, initiieren die Rippenhebung und -senkung bei der Ein- und Ausatmung.

Mit am häufigsten werden die BWS-Schmerzen durch Blockierungen im Bereich der Brustwirbelsäule verursacht. Beim Costotransversalgelenk-Syndrom etwa treten unbestimmte, bei forcierter und vertiefter Atmung sich verstärkende, im Rippenverlauf ziehende Schmerzen auf und plötzliche schmerzhafte Atemsperren mit dem Gefühl, nicht mehr durchatmen zu können. Aber auch beim schweren Heben in stark vorgebeugter Haltung und bei Belastung in bestimmten Körperdrehbewegungen kann sich eine Rippe blockieren. Auch nach Infekten, Bronchitis, Pneumonie mit langer Leidenszeit und intensivem Husten können Rippenblockaden mit Atemnot auftreten.

Lediglich zwei Prozent aller bandscheibenbedingten Erkrankungen betreffen die Brustwirbelsäule. Aber durch Abnutzung hervorgerufene Veränderungen an der Wirbelsäule mit anschließenden reaktiven Knochenanbauten können ebenfalls zu starken Schmerzen führen. Betroffen kann die Brustwirbelsäule auch durch angeborene und erworbene Missbildungen (Skoliose, Morbus Scheuermann), systemische Entzündungen (Rheuma) oder erregerbedingte Entzündungen sein. So kam ein Patient mit ziehenden Schmerzen im Nervenverlauf zu mir, und es stellte sich heraus, dass die Diagnose nicht vorrangig orthopädisch war. Es war ein Virus, Herpes Zoster, auch bekannt als Gürtelrose, der die nagenden Schmerzen hervorrief.

In meinem beruflichen Alltag sind aber andere Ursachen häufiger an der Tagesordnung. Neben den Blockaden als Ursache für Schmerzen in der Brustwirbelsäule, die besonders bei Sportlern, aber auch durch Fehlhaltungen im Alltag beim Heben, Tragen, Sitzen und einfach nur Liegen entstehen, kommen zu mir auch Patienten, bei denen die Ursache organische Gründe hat. Etwa Magenschleimhautentzündung, Leberzirrhose, Magengeschwüre, Nierensteine, eine verschleppte Bronchitis oder eine Herzmuskelentzündung können hier Rückenschmerzen verursachen. Ich hatte eine Patientin mittleren Alters, die so starke Beschwerden hatte, dass sie schon seit vier Wochen krankgeschrieben war. Der Schmerz war weder bewegungs- noch atemabhängig, also konnten eine Osteoporose und ein direkter Schaden an der Brustwirbelsäule ausgeschlossen werden. Nach weiteren Tests vermutete ich einen Leberschaden bzw. Gallensteine, und ein Internist bestätigte meinen Verdacht. Nach Anpassung des Ernährungsverhaltens, Osteopathie, Akupunktur und TCM konnte die Patientin innerhalb weniger Wochen in ihren Beruf zurückkehren.

Die Lendenwirbelsäule

Die fünf Lendenwirbel sind groß und breit, denn auf ihnen lastet viel Körpergewicht: Sie tragen die Last der oberen Wirbelsäulenabschnitte, die Gesamtlast unseres Oberkörpers. Die LWS bildet in ihrer Form eine Lordose, ähnlich wie bei der Halswirbelsäule. Infolge des aufrechten Ganges von Homo sapiens entstand ein Knick zwischen LWS und Kreuzbein. Die untere Lendenwirbelsäule und besonders der Übergang zum Kreuzbein (lumbosakraler Übergang) ist ein Schwachpunkt der Wirbelsäulenstatik, da der 5. Lendenwirbel bei einer Veränderung des Lumbosakralwinkels eine Tendenz zeigt, nach vorne zu gleiten.

Durch die Aufrichtung haben wir mehr Bewegungsspielraum, mehr Bewegungsmöglichkeiten. Das bedeutet aber gleichzeitig, dass die Wirbelsäule im Alltag hohe Belastungen abfedern und einseitige, lang andauernde Positionen aushalten können muss. Aus diesem Grund ist die Lendenwirbelsäule auch eine Schwachstelle, was Bandscheibenleiden anbelangt, denn sie kompensiert die Gesamtlast des Oberkörpers und Fehlhaltungen und -bewegungen der oberen Abschnitte. Im Laufe des Alterungsprozesses nimmt ihre Beweglichkeit ab, deswegen ist es wichtig, diesen Abschnitt gezielt zu fordern und in Balance zu halten, so dass jedes Segment, jedes Rädchen seine Funktion optimal erfüllen kann.

> **!**
> Im Lauf der Zeit nimmt die Beweglichkeit der Lendenwirbelsäule ab, deswegen muss man diesen Abschnitt gezielt fordern.

Die bekannteste degenerative Wirbelsäulenerkrankung ist der Bandscheibenvorfall. Der Schmerz kann bis ins Gesäß und ins Bein ausstrahlen und verläuft teilweise bis hinunter zur Ferse, je nach dem Abschnitt, der betroffen ist. Dann fällt es oft schwer, die Treppe hochzusteigen, da die Muskulatur abgeschwächt ist oder keine Kraft hat. Bei Fortschreiten des Wirbelsäulenverschleißes entstehen weitere Veränderungen und Krankheitsbilder an den Bandscheiben, den Wirbelgelenken, dem Wirbelkanal und dem Wirbelkörper, die oftmals nur noch durch eine Versteifungsoperation (Spondylodese genannt) der Wirbelsäule zu behandeln sind.

Doch zuvor erlebt man im Laufe seines Lebens einen Warnruf – den Hexenschuss, vom Arzt Lumbago genannt. Dieser wird durch eine plötzliche Nervenwurzelreizung oder eine Wirbelgelenkblockierung ausgelöst und verursacht starke Schmerzen. Treten Rückenschmerzen in Kombination mit ausstrahlenden Schmerzen in die Beine auf, bezeichnet man dies als Lumboischialgie. Schmerzen, die ausschließlich in den Beinen wahrgenommen werden, aber ihre Ursache in der Wirbelsäule haben, werden als Ischialgie bezeichnet.

Ursachen für Rückenschmerzen im Lendenwirbelsäulenbereich gibt es also viele. Auch kann es dort manchmal zu Entzündungen kommen, die ihre Ursache in Entzündungen des naheliegenden Gebietes und Gewebes haben, etwa des Darmes.

> Ursachen für Rückenschmerzen im Lendenwirbelsäulenbereich gibt es viele.

Das Kreuzbein

Die Evolution hat die fünf Wirbel des Kreuzbeins (Sacrum) miteinander verschmelzen lassen. Es ist einerseits Bestandteil der Wirbelsäule und bildet den anfälligen Übergang L5/S1, wo die meisten Bandscheibenvorfälle auftreten, andererseits auch Teil des knöchernen Beckens. Über das Kreuz-Darmbein-Gelenk (Iliosakralgelenk oder ISG) sind Becken und Wirbelsäule miteinander verbunden. Das bedeutet, dass alles, was in den unteren Extremitäten passiert, zum Beispiel beim Gehen, über das ISG zur Wirbelsäule weitergeleitet wird und so die Bewegungen kompensiert werden. Deswegen sind sogenannte ISG-Blockaden sehr häufig. Ob durch Beinlängendifferenz, eine Dysbalance der Beinachsen, einseitige Sportarten oder einseitiges Stehen – das ISG reagiert.

Es reagiert aber auch auf Entzündungen der Organe des kleinen Beckens. So können andauernde ISG-Beschwerden und Kreuzschmerzen auch Anzeichen für Myome in der Gebärmutter sein, eine Pilzerkrankung im Darm oder der Vaginalschleimhaut, wiederkehrende Blasenentzündungen, aber auch Prostataprobleme.

Das Steißbein

Das Schwänzchen, das irgendwann an unserem Steißbein hing, braucht der Mensch heute nicht mehr. Das Steißbein aber schon, denn es dient verschiedenen Bändern und Muskeln des Beckens, insbesondere des Beckenbodens und der Hüftgelenke, als Ansatzpunkt. Das Steißbein besteht aus drei bis fünf Steißwirbeln, die bei den meisten Menschen bis zum Alter von 20 bis 25 Jahren zu einem einheitlichen Knochen verschmolzen sind. Auch die typischen Merkmale von Wirbeln sind weitestgehend zurückgebildet. Das Steißbein wird als Rudiment der Schwanzwirbel der Wirbeltiere angesehen, die sich im Laufe der menschlichen Entwicklung über Jahrmillionen zurückgebildet haben.

Äußerst schmerzhaft wird es, wenn man auf das Gesäß stürzt, zum Beispiel beim Skifahren oder bei einem Sturz vom Fahrrad. Diese Verletzungen sind sehr unangenehm und schränken ein, denn aufgrund der Schmerzen kann man kaum sitzen. Nur bei Aufsetzen lediglich einer Beckenhälfte oder auf einem aufgeblasenen Gummiring ist das Sitzen erträglich. Teilweise können Niesen, Lachen, Husten und andere Bewegungen, bei denen die Beckenmuskeln (und teilweise auch Bauchmuskeln) angespannt und somit Kräfte auf das Steißbein ausgeübt werden, sowie der Toilettengang eine Qual sein. Ich musste schon zweimal ein Steißbein einrenken: Bei Profi-Fußballern, die einen kräftigen Tritt abbekommen hatten und den Schmerz wie einen Blitzschlag beschrieben.

Die Korrektur eines ausgerenkten Steißbeins ist wichtig, denn eine Asymmetrie, die sich verfestigt und so verwächst, kann später Probleme in Becken und Hüfte auslösen. Eine Dysbalance im Steißbein hat einen Effekt auf den Beckenboden und andere Bänder und Muskelgruppen, die dort ansetzen und unter anderem zur Hüfte ziehen und dadurch auch die Beinachse beeinflussen können. Eine Fehlstellung des Steißbeins kann auch durch die Lage des Ungeborenen während der Schwangerschaft bewirkt

> **!** Eine Dysbalance im Steißbein hat einen Effekt auf den Beckenboden und andere Bänder und Muskelgruppen.

werden und sollte nach der Entbindung korrigiert werden, solange das Gewebe noch weich ist, um muskulären Dysbalancen und weiterlaufenden Kettenreaktionen entgegenzuwirken.

Die Atmung: unser Antrieb, unsere Lebensenergie

Auf den ersten Blick scheint das Thema „Atmung" nicht so recht hierher zu gehören. Schließlich atmen wir doch einfach. Die Atmung ist so selbstverständlich für uns, dass wir sie im Alltag vergessen. Sie flacht ab, und damit vernachlässigen wir unsere Atemmuskeln und Lungen, nehmen dem Brustkorb, der Brustwirbelsäule und auch unserem Nervensystem seine Beweglichkeit und unserem Körper im wahrsten Sinne des Wortes „die Luft zum Atmen". Doch die Atmung ist die wichtigste Nahrung in unserem Leben, und ihre Qualität beeinflusst unsere Lebensenergie maßgeblich. Welch unfassbares Potenzial, welche Rolle und Auswirkungen der Atemprozess auf unsere Systeme hat, wird zu wenig beachtet. Aus der Atemfrequenz und Atemrichtung kann man viel über den Zustand eines Menschen lesen. Unsere Atmung spiegelt unseren Stresszustand wider, die Atmung beeinflusst den Stoffwechsel in den Zellen, über sie können wir etwas über unseren Energiehaushalt und unsere Leistungsfähigkeit lernen. Und sie beeinflusst die Durchblutung und damit die Versorgung der Körperabschnitte und Muskeln. Ist die Muskulatur mit Sauerstoff unterversorgt, kommt es zu Verspannungen und Schmerzen.

Der Atem ist das Tor zur körperlichen Gesundheit und Selbstheilung. Ein ruhiger Atem führt direkt in die Stille des Daseins, er ist der erste Schritt einer Meditation, mit der man die Bewegungen des Geistes zur Ruhe bringen kann. Redewendungen wie „mir bleibt die Luft weg", „mir stockt der Atem" zeigen, dass sich

> **!** Der Atem ist das Tor zur körperlichen Gesundheit und Selbstheilung.

jede Art von Stress unmittelbar auf die Atemfrequenz und die Tiefe der Atmung auswirkt. Vielleicht ist Ihnen selbst schon aufgefallen, wie sich ein körperliches Unwohlsein negativ auf Ihre Atmung ausgewirkt hat. Wie genau das bewusste Training der Atmung aussieht, erfahren Sie im Praxisteil auf S. 71.

> **Rauchen und Rücken**
> Aktuelle Forschungsergebnisse haben gezeigt, dass Rauchen das Risiko für Schmerzen im unteren Rücken erhöht. Außerdem verstärkt Nikotin den Schmerz und steigert die Schmerzsensibilität. Die Sauerstoffaufnahme und Versorgung der Muskulatur ist herabgesetzt, daher kommt es vermehrt zu Verspannungen der beanspruchten Muskulatur. Mit dem Rauchen aufzuhören kann bei Rückenschmerzen die Therapiechancen deutlich verbessern.

Die Füße, unser Fundament

Die Architektur des Menschen ist mit einem Gebäude vergleichbar, sie baut sich von unten nach oben auf: Das Fundament bilden unsere Füße, dann folgen die Beine, das Becken, die Wirbelsäule, der Schultergürtel, die Halswirbelsäule, der Kopf.

Die einzelnen Teile unseres Körpers stehen in enger Wechselwirkung zueinander. So erklärt es sich, dass beispielsweise Probleme im unteren Rücken in den Fuß-, Knie- oder Beckenstrukturen begründet sein können. Über Muskelketten oder -schlingen äußert sich der Schmerz jedoch an einem anderen Ort, etwa im unteren Rücken, um eine Dysbalance auszugleichen.

Ein Architekt weiß: Der Aufbau eines Gebäudes hängt von seinem soliden, stabilen Fundament ab. Ist das Fundament schwach oder nicht belastbar, entstehen im gesamten Gebäude Probleme. Nichts Dauerhaftes, Nachhaltiges kann auf schwankendem Untergrund gebaut werden. Ähnlich können Schmerzen und Krankheiten, wie Knie- und Rückenbeschwerden oder Kopfschmerzen, auf das Fundament des Körpers, unsere Füße, zurückgeführt werden. Unsere Füße tragen uns durch unser Leben, durch sie werden wir geerdet. Im Laufe unseres Lebens umrunden wir schätzungsweise vier- bis fünfmal die Erde, so kommen unglaubliche rund 185.000 Kilometer zusammen!

Dieses Wunderwerk der Anatomie, der Fuß, erlaubt es uns Menschen, unbeschwert zu gehen, zu stehen, zu laufen und auch zu springen. Mit seinen 28 Knochen, 31 Gelenken, 107 Bändern, Sehnen und 20 eigenen Muskeln hat sich der Fuß im Laufe der Evolution zu einem komplexen Konstrukt entwickelt, um den täglichen Anforderungen gewachsen zu sein. So können wir selbst auf unebenstem Gelände gehen oder auf hohen Absätzen balancieren. Unsere Füße sind sehr belastbar und passen sich an, sie halten unseren Körper in Balance. Das spiegelt sich auch in der Sprache: „mit beiden Füßen fest im Leben stehen", „einen schweren Stand haben", „mit dem falschen Fuß aufgestanden sein".

> **!** Die Füße sind ein Wunderwerk der Anatomie.

Zu den wichtigsten Aufgaben unserer Füße gehören:
- das Abfedern der Auftritte
- das Gleichgewicht halten
- die dynamische Fortbewegung
- das Ausgleichen von Unebenheiten des Untergrundes (reaktive Anpassung)

Hierzu haben wir zwei Muskelgruppen, die das untereinander koordinieren müssen. Die langen Fußmuskeln ziehen mit ihren Muskelbäuchen vom Unterschenkel und setzen mit feinen Sehnen am Fuß an. Die kurzen Fußmuskeln unterteilen sich in vier Muskelgruppen: Muskeln des Großzehenbereiches, des Kleinzehenballens, des mittleren Bereiches und des Fußrückens.

Eine weitere sehr wichtige anatomische Struktur ist die Sehnenplatte (Plantarfaszie), welche die unterste Schicht des Fußes bildet und unser Fußgewölbe zusammenspannt. Diese Sehnenplatte kann an Elastizität verlieren. Dies äußert sich dann in einer Entzündung der Plantarsehne oder sogar in Form eines hartnäckigen, schmerzhaften Fersensporns. Typisches Anzeichen dafür ist, wenn man morgens aufsteht und die ersten Schritte in der Fußsohle schmerzen. Nach einigen humpelnden und unrunden Schritten und etwas Einlaufen geht der Schmerz teilweise weg. Für viele fühlt es sich an, als sei man auf einen Stein oder eine Reißzwecke getreten, andere beschreiben das Gefühl einer zu eng sitzenden Socke, die den Fuß einschnürt und einschneidet.

Interessant ist, dass es einen Zusammenhang zwischen solchen Einschränkung der Fußfaszie und der weiterlaufenden hin-

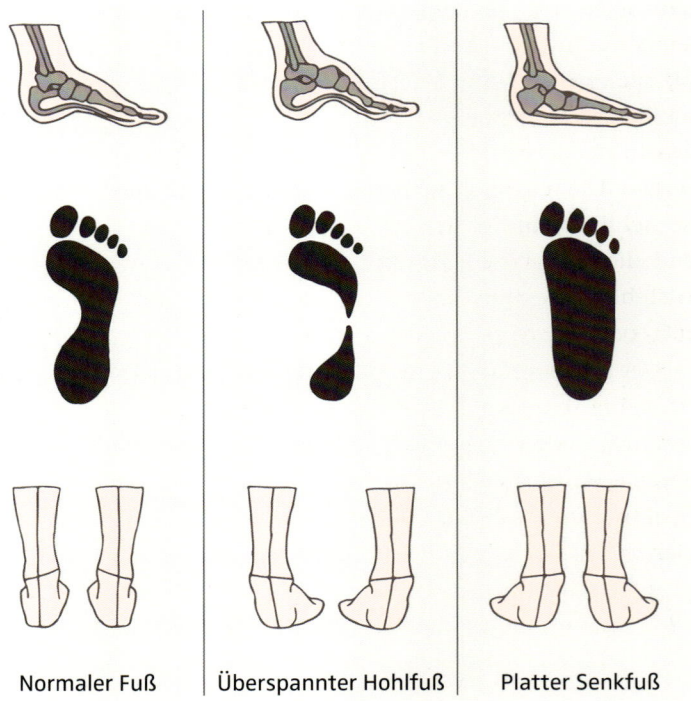

Fehlformen unserer Füße.

Normaler Fuß | Überspannter Hohlfuß | Platter Senkfuß

teren Muskelkette gibt. Oftmals sind auch die Waden- oder die hintere Oberschenkelmuskulatur verkürzt und ein Hohlkreuz im Lenden- und Halswirbelsäulenbereich liegt vor. Störungen im Fußgewölbe durch zu schwache Bänder, Muskeln und Sehnen jedoch beeinflussen die Form des Fußes nachhaltig. Es kommen zwar auch erbliche Faktoren und ungünstige Einflüsse wie Übergewicht, unpassendes Schuhwerk, schlechter Untergrund oder geteerte Straßen dazu, aber vor allem ist es die mangelnde Bewegung bzw. die falsche Fußbelastung im Alltag. Betrachten Sie einmal, wie Ihre Sohlen abgelaufen sind, wo Falten am Vorfuß in den Schuh eingelaufen sind und wie der Unterschied des rechten zum linken Schuh ist und ob Abweichungen vorhanden sind.

In der Abbildung erkennt man in der linken Spalte die optimale Spannung des Fußgewölbes und damit eine ausbalancierte Beinachse in der weiteren Kette. Die mittlere Spalte zeigt einen überspannten Hohlfuß, bei dem das Sprunggelenk durch die Achillessehne nach außen abknickt. Die Beinachse weicht so ab, dass in der weiteren Kette die Knie und Hüften falsch belastet werden. Die rechte Spalte zeigt einen platten Senkfuß, durch den die Achillessehne nach innen abknickt und dadurch weiterlaufend die Beinachse fehlbelastet. Hieraus können Beschwerden entstehen, die weit über den Fuß hinausreichen, etwa Knie-, Hüft- oder Wirbelsäulenbeschwerden.

Wer also regelmäßig unter Kopfschmerzen oder Migräne leidet, sollte seine Schuhe bzw. seine Füße in den Blick nehmen. Bauen Sie wieder einen Bezug zu Ihrem Fundament auf und nehmen Sie Hand-Fuß-Kontakt auf wie früher als Säugling. Werden Sie aktiv, damit sich Ihre Füße wieder wohlfühlen und Sie erfolgreich durch den Alltag und das Leben tragen!

> **!** Wer regelmäßig unter Kopfschmerzen oder Migräne leidet, sollte seine Schuhe bzw. seine Füße in den Blick nehmen.

Wie gut stehen Sie auf Ihren Füßen?

Unsere Füße bilden das Fundament unseres Körpers, Dysbalancen werden über die Beinachse und damit auch unser Becken weitergeleitet. Jeder einzelne Schritt muss sicher sein, damit unser Körper das Körpergewicht tragen kann – unabhängig davon, was wir mit unseren Armen machen, unseren Händen, ob wir zusätzlich etwas tragen, abgelenkt sind oder uns etwas im Kopf herumgeht. Unabhängig vom Untergrund müssen unsere Füße reagieren, sich anpassen und den Körper ausbalancieren über Stock und Stein.

Schon beim normalen Stand vor dem Spiegel lassen sich Fehlstellungen der Beinachse, welche sich zum Becken fortsetzen, erkennen. Betrachten Sie einmal bewusst den eigenen Körper im Spiegel. Vergleichen Sie, ob beide Füße gleichmäßig stehen und die Kniescheiben beide gleich ausgerichtet sind. Ein einfacher Test ist es, vorm Spiegel eine Kniebeuge zu machen. Zeigen beim Runtergehen beide Kniescheiben zum Spiegel, weicht ein Bein aus oder knicken sogar beide Knie nach innen und berühren sich, so dass es wie x-beinig aussieht? Oder knickt der Fuß sogar nach innen, so dass Sie vermehrt die Innenseite belasten?

Ein weiterer Test, ob die Fußmuskulatur den Körper gut halten und führen kann, ist der einfache Einbeinstand. Hierzu vorm Spiegel jeweils auf ein Bein stellen und das andere Knie so hoch wie möglich zum Bauch heranziehen. Ziel ist es, diese Position mindestens zehn Sekunden zu halten, ohne viel zu wackeln, aber auch zu beobachten, wie sich das Standbein verhält, im Fuß, im Knie, bis hoch zum Becken: Wie kommt der Körper mit dieser „Herausforderung" zurecht, wie reagiert er, weicht er aus, wackelt er stark?

Nicht nur auf den Stand, sondern auch einen achtsamen, bewussten Gang sollten Sie Ihre Aufmerksamkeit lenken, denn das bewusste Gehen und Abrollen der Füße ist gezieltes Training und Meditation zum Abbau von Stress zugleich. Achten Sie auf funk-

> **!**
> Das bewusste Gehen und Abrollen der Füße ist gezieltes Training und Meditation zum Abbau von Stress zugleich.

tionelles Schuhwerk, wechseln Sie oft zwischen den Schuhen und tragen Sie nicht nur Stiefel, hohe Absätze oder Flipflops und Ballerinas. Unsere Füße lieben es auch, barfuß zu gehen – nehmen Sie jede Gelegenheit dazu wahr.

Beim Gehen und im Stand wirken das Fußlängs- und das Quergewölbe wie ein Federungssystem. Ist das Bindegewebe (Faszien, Bänder, Sehnen, Muskeln) schwach, wird das Fußgewölbe flachgedrückt und die Federung nachhaltig negativ verändert. Die Grundvoraussetzungen für eine natürliche Fußbelastung bei jedem Schritt ist ein harmonisch ausgebildetes Fußgewölbe bei einer Vier-Punkte-Auflage. Die Vier-Punkte-Auflage bedeutet, dass sich zwischen Groß- und Kleinzehenballen sowie Innen- und Außenseite unserer Ferse ein kraftvolles und zugleich flexibles Fußgewölbe aufbaut. Dadurch kann man das gesamte Körpergewicht im Stehen und vor allem im Gehen gleichmäßig auf vier Punkten ausbalancieren. Weitere Übungen hierzu finden Sie im Übungsteil ab S. 86.

Visualisierung der Vier-Punkte-Auflage
Stellen Sie sich vor, unter Ihren Großzehenballen, Kleinzehenballen, Ferseninnen- und Fersenaußenseiten befinden sich vier Pfeiler, die das Gebäude – Ihren Körper – bei jeder Windstärke absolut stabil halten. Oder aber vier Autoreifen, die das Auto – Ihren Körper – sanft und sicher auf jedem Untergrund, jeder Straße fortbewegen können.

Entspannt entschlacken durch Fußbäder
Zusätzlich empfehle ich Ihnen, regelmäßig, mindestens ein- bis zweimal in der Woche, ein basisches Fußbad zu nehmen, insbesondere, wenn Ihre Füße schon schmerzen und zu Schwellungen neigen. Das ist eine richtige Wohltat für den gesamten Körper, nicht nur für die Füße. Bei den Fußübungen sowie beim Fußbad erreicht man einen spürbaren Erfolg, eine wahrnehmbare und

!

Nehmen Sie regelmäßig, mindestens ein- bis zweimal in der Woche, ein basisches Fußbad.

teilweise auch sichtbare Veränderung. Schon nach kurzer Zeit lässt das Spannungsgefühl nach, man ist die „zu enge Socke" wieder los, und Fußrücken, Zehen und Knöchelbereich sehen definierter aus. Das Gehen fühlt sich weicher und bewusster an, wie auf Watte oder auf Wolken schwebend, „schreitend".

Nach der chinesischen Medizin wird unsere Fußsohle auch als dritte und vierte Niere bezeichnet: ein Ausscheidungsorgan, über das wir Schlacke ausscheiden, meist in Form von Schweiß, der sich klebrig anfühlt. So kann man den Körper beim Entgiften und „Entsäuern" mithilfe von Fußbädern unterstützen. Diese Fußbäder sind aber auch hilfreich bei Entzündungsprozessen der Sohle oder der Achillessehne. Sie wirken stark schmerzlindernd bei Hallux valgus, Arthrose sowie Arthritis der Zehen und Sprunggelenke und auch beim Fersensporn.

Füllen Sie warmes Wasser in eine kleine Wanne, so dass es bis über den Knöchel reicht. Eine Portion Basensalz hinzufügen, umrühren und dann die Füße eintauchen. Während des Fußbads die Zehen immer wieder bewegen und im Wechsel spreizen und fäusten – Aquagymnastik für die Füße!

Wunderwerk Faszien

Beim Lesen ist Ihnen bereits einige Male der Begriff „Faszien" begegnet. In meinem Beruf ist die Arbeit an den Faszien an der Tagesordnung, denn sie gelten mittlerweile als Ursache für viele ungeklärte Krankheiten und Schmerzen, aber auch als wundersame Quelle der Heilung. Ob Fehlhaltung, Überbelastung, Koordinationsstörungen, Muskelungleichgewichte, frische oder alte Narben und vieles mehr – all das verursacht auch Störungsfelder im Bindegewebe.

Wie der Name schon sagt, bindet das Bindegewebe unser Gewebe zu einem Ganzen. Gewebeblockaden stören also den Infor-

Wunderwerk Faszien **35**

Untrainierte Faszien:
Ungleichmäßig verklebt und unelastisch

Trainierte Faszien:
Gleichmäßig strukturiert, locker und elastisch

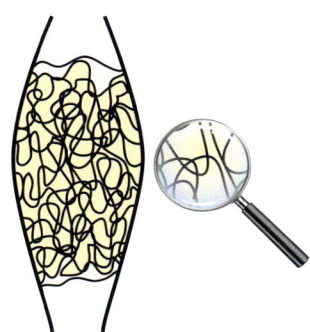
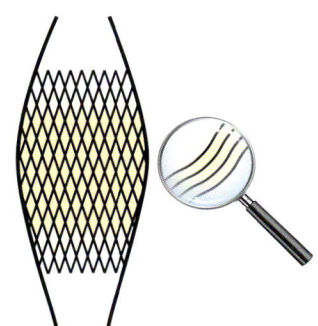

Unser Fasziensystem umzieht unseren gesamten Körper, daher wird es auch Faszienkostüm genannt.

mationsfluss, die Reizweiterleitung der Nervenzellen. Diese Blockaden sind anders als Gelenkblockaden an den Wirbeln, sie äußern sich als verändertes, verspanntes, aufgequollenes Gewebe, das vom restlichen umgebenden Gewebe spürbar und teilweise auch sichtbar ist. Ein bekanntes Beispiel dafür ist die so ungeliebte Cellulite. Etwa 90 Prozent aller Frauen jenseits der 20 entdecken sie irgendwann an Oberschenkeln, Bauch, Gesäß, Oberarmen in Form von lästigen, hartnäckigen Grübchen, Dellen und Erhebungen. Schuld daran sind unter anderem die Hormone, aber eben auch die Architektur dieses komplexen Organs, unseres Bindegewebes.

Den Körper im Ganzen denken

Wer sollte den eigenen Körper besser wahrnehmen können als wir selbst? Wir können uns selbst viel Gutes tun, wenn wir einen besseren Bezug, eine achtsamere, bewusstere Verbindung zu unserem Bindegewebe, den Faszienzügen, bekommen. In meinem Beruf erlebe ich regelmäßig gestresste, viel beschäftigte Patienten, Workaholics, Sportaholics. In der Eile des Alltags vergessen

> **!**
> Es ist sinnvoll, den Körper immer im Ganzen zu denken.

wir erlittene Verletzungen und Traumata oft schnell, wenn sie scheinbar verheilt sind. Dabei kann eine bloße Verstauchung den Körper zu einer neuen Biomechanik umprogrammieren.

Es ist also sinnvoll, den Körper immer im Ganzen zu denken. Und logisch ist es auch. Um das zu verstehen, müssen wir zurückgehen an unseren Anfang: nicht ganz bis in die Steinzeit, sondern an den Zeitpunkt unserer Entstehung, als wir uns aus zwei Zellen, der Eizelle und dem Spermium, zur Keimzelle bildeten. Diese teilte sich immer weiter, bis wir als Mensch komplett waren – ein Zellhaufen aus 70 Billionen Zellen. Anfangs kann jede Zelle jedes Organ bilden, egal ob Darm, Gehirn, Haut, Muskeln oder etwas anderes. In jeder einzelnen Zelle ist also die Information des Ganzen enthalten und alle Zellen sind gleich programmiert. Der Zellhaufen kommuniziert, alle Zellen sind miteinander verbunden, und die Information jeder einzelnen Zelle wird weitergeleitet an das große Ganze. So erklärt es sich, warum es sogenannte „reflektorische Systeme" gibt, Reflexzonen und die Meridiane.

Der Organismus „spezialisiert" sich ausgehend von einer Zelle, bewahrt diese Information und gibt sie weiter durch die ständige Zellteilung und Erneuerung. Die spezialisierten Zellen, egal ob Leber-, Darm-, Muskel-, Gehirn- oder Nervenzelle, reagieren also im Zusammenspiel. Und hier kommt das Fasziensystem ins Spiel: Es bildet dieses Kommunikationssystem zwischen den einzelnen Organen und ermöglicht damit eine Interaktion zwischen den einzelnen Systemen. Es ist wie eine Art Netzwerk, verbindet weit voneinander weg liegende Gebiete und ermöglicht das Weiterleiten von Signalen von einem Ort zum nächsten.

Jedes Organ, jeder Muskel, jeder Knochen, jedes Blutgefäß, jede Lymphbahn, jedes Band, jede Sehne, jede Zelle ist umgeben und umhüllt von Bindegewebe. Diese zusammenhängenden Bindegewebsstrukturen stellen ein wichtiges Kommunikationssystem für unseren Organismus dar. Fachleute sprechen von einem

„neuartigen Kommunikationssystem" und einem „Geflecht der Gesundheit". Wie die Haut unter der Schale einer aufgeschnittenen Orange die gesamte Frucht durchzieht, die Außenhülle bildet, die Fruchtstücke voneinander abteilt und in jedes einzelne Fruchtsegment wächst, so durchziehen die Faszien den menschlichen Körper von Kopf bis Fuß ohne Unterbrechung – ein großes Ganzes. Ähnlich wie über unsere Nerven oder unsere Blutbahnen bildet dieses Netz einen Kreislauf um unseren gesamten Organismus.

Faszien kurz gefasst
Unter Faszien (von lat. fascia für „Band", „Bündel") versteht man die Weichteilkomponenten des Bindegewebes, die den ganzen Körper als ein umhüllendes und verbindendes Spannungsnetzwerk durchdringen. Es durchzieht den Körper feinmaschig von Kopf bis Fuß, von außen nach innen, und umhüllt alle Organe, Darm, Herz, Augen, Leber, alle Adern und sogar das Gehirn.
   Die Faszien wurden bisher lediglich als „Füllmaterial" des Körpers angesehen. Erst vor einigen Jahren wurden die Untersuchungsverfahren derart verfeinert, dass das Fasziensystem genauer untersucht werden konnte. Man stellte fest, dass es sich keinesfalls nur um Füllmaterial handelt, sondern die Faszien große Bedeutung für den Körper haben. Vor allem das „lockere Bindegewebe", eine Art Kleb- und Schmierstoff zwischen einzelnen Lagen, Platten, Muskeln und Organen, ermöglicht dem bewegten Körper seine Harmonie des inneren Gleitens.

Diese hellen Gewebeschichten sind hauchdünn, können aber auch einige Millimeter dick sein. Faszien sind schmerzempfindlich, können sich verhärten, entzünden, verdicken und so auch starke Rückenprobleme verursachen. Die Faszien sind dicht mit Rezeptoren und Nervenenden besiedelt – sie können also Schmerz vermitteln und weiterleiten. Faszien können sich unabhängig

> **!** Faszien können sich unabhängig von den Muskeln auch durch Stress zusammenziehen.

von den Muskeln auch durch Stress oder beeinflusst von unserem Hormon- und Stoffwechselsystem zusammenziehen. Dadurch verdickte, verklebte, verhärtete Faszien können auch die Nerven einklemmen. Verspannungen und Schmerzen sind die Folge. Daher stimmt diese These: Rückenschmerzen können auch durch Stress entstehen.

Indizien für ein beeinträchtigtes Fasziensystem, das das Risiko für ganzheitliche Beschwerden erhöht, sind ein Ja auf folgende Fragen:
- Ist das Abheben einer Hautfalte in Ihrer Problemregion schmerzhaft?
- Ist die Haut bei Druck schmerzempfindlich?
- Haben Sie oft blaue Flecken und wissen nicht woher?
- Haben Sie Besenreiser?

Fehlernährung, Traumata, Entzündungen, Erschöpfung oder Stress tragen noch dazu bei, dass das Fasziensystem aus dem Gleichgewicht kommt.

Störfaktor Narben

Auch Operationsnarben, wie Kaiserschnittnarben, Blinddarmnarben oder Narben nach einer Schilddrüsenoperation, können Störfelder für unser Fasziensystem sein. Sie sind wie eine Falte in einem gebügelten Hemd, sie fallen deutlich auf in der restlichen Struktur. Narben errichten häufig regelrechte Mauern aus Bindegewebe, es entstehen Verwachsungen, die noch Jahre später für Probleme sorgen. Teilweise können Narben sehr tief durchdringen und bis zu unseren Organen reichen. Somit sind Narben im Bauchbereich besonders störend, weil sie über mehrere Gewebsschichten in weitere Systeme durchdringen, mit den Organen verwachsen und deren Funktionen damit beeinträchtigen können.

Dazu ein Beispiel aus meiner Praxis: Ein Patient kam nach einer Darmoperation bei Divertikulitis zu mir, ihm waren insgesamt 27 cm Darm entnommen worden. Neben den Darmbeschwerden hatte er Schmerzen im Kreuz, im Iliosakralgelenk und in der linken Hüfte. Sogar Fahrradfahren und das Sitzen im Auto oder Büro waren schmerzhaft. Sein Fasziensystem musste ganzheitlich „glatt gebügelt" und die Narbe entstört werden, denn sie fing an, mit dem Darm zu verwachsen.

Bei äußeren Vernarbungen geht das relativ einfach. Je frischer die Narbe und am Anfang ihrer Heilungsphase ist, umso einfacher ist es, sie zu korrigieren und das Gewebe zu unterstützen, aber je älter die Verletzung ist, desto schwieriger wird es.

> Je frischer die Narbe ist, umso einfacher ist es, sie zu korrigieren.

Narben im Bauchbereich wie nach einem Kaiserschnitt oder alte Blinddarmnarben erhöhen unbehandelt nicht nur das Risiko für unklare Rückenbeschwerden, sie können auch Ursache für viele degenerative Prozesse in der Lendenwirbelsäule sein, die die Bandscheiben betreffen. Ob durch Selbstmassage, manuelle Griffe vom Osteopathen, mithilfe von Akupunktur, Schröpfen oder Kinesiotaping: Ziel ist es, das Milieu des Gewebes, die Mikrozirkulation zu optimieren und die natürlichen Selbstheilungskräfte des Körpers zu unterstützen – oder wie durch das Kinesiotape die Zugintensität, Zugqualität und Zugrichtung zu verändern, zu verstärken oder zu senken. Man programmiert das Gewebe über die Rezeptoren um, je nachdem, welche Defizite es aufweist.

Tun Sie etwas für Ihre Faszien!

Ist die Grundsubstanz der Faszien überlastet, kann es zu ganz unterschiedlichen Problemen kommen: Zirkulationsstörungen im venösen und lymphatischen System können auftreten. Wasseransammlungen bilden sich an bestimmten Bereichen im Bindegewebe, zum Beispiel die sogenannten Reiterhosen, oder es treten biomechanische Probleme auf, die Bewegungseinschränkungen und Schmerzen verursachen. Aber Sie werden überrascht sein, wie viel Sie auch hier selbst aktiv tun können, um in Eigenregie Ihre Faszien zu pflegen und geschmeidig zu halten.

Neben einer gesunden Ernährung (siehe S. 55) und Stressreduktionsstrategien (siehe S. 71) können spezielle Übungen durchgeführt werden, die dazu dienen, ganze myofasziale Ketten (Muskel-Bindegewebs-Ketten) zu dehnen. Innerhalb der langgedehnten Gelenkbereiche werden verschiedenste Winkelvariationen verwendet, wie seitliche, diagonale und spiralförmige Verdrehungen. Dadurch werden verschiedene myofasziale vernetzte Ketten beeinflusst und das gesamte Fasziensystem integriert und stimuliert. Dazu eignet sich zum Beispiel Yoga ideal. Zusätzlich kann man mit einem Igelball das Gewebe ausrollen und gezielt in verklebte Strukturen durchdringen und diese lösen (Übungen dazu ab S. 96).

> **!** Auch in der Akutphase helfen sanfte Übungen für die Faszien.

Auch in der Akutphase, wenn man plötzliche, ungewohnte Schmerzen hat, die lokal spürbar sind, die einen schon beim Sitzen, Liegen, Stehen und Fortbewegen quälen und einschränken oder regelrecht lähmen, helfen sanfte Übungen für die Faszien. Diese Übungen, die sowohl entspannend wirken, den Stoffwechsel im Gewebe steigern, die Faszie wieder zum geschmeidigen Gleiten schulen, als auch die eingeklemmten Nervenenden lösen, finden Sie im Übungsteil.

Neben Atemübungen zur gezielten Atemlenkung in den Bauch und Entspannung kann man in der akuten Schmerzphase das Ganze mit einem warmen Körnerkissen auf dem Bauch kombinieren. Auch Wickel, Packungen bzw. Umschläge mit warmem Rizinusöl für die betroffenen Regionen sind schmerzlindernd. Hierzu ein wenig erwärmtes Rizinusöl auf ein dünnes Tuch geben, mit Frischhaltefolie eng fixieren, Wärmflasche oder Körnerkissen dazu. Rizinusöl wirkt krampflösend und entspannt die Muskulatur. Die Durchblutung wird verbessert, Entzündungsreaktionen verringert und das lymphatische System unterstützt. (Bitte nicht in der Schwangerschaft anwenden, es kann Wehen auslösen.)

Einreibungen mit Arnika, Beinwell, Johanniskrautöl (Rotöl), Kampfer, Franzbranntwein oder Retterspitz wirken abschwellend und schmerzlindernd und entspannen die Muskulatur. Durch ihre ätherischen Öle sind sie auch durchblutungsanregend und entzündungshemmend. Klassisches Ausmassieren des Fasziengewebes fördert die Revitalisierung, verglichen mit einem Schwamm, der ausgepresst wird und sich mit neuer Flüssigkeit wieder füllen kann.

Kommt man in Eigentherapie nicht mehr weiter und scheinen die Beschwerden zu hartnäckig zu sein, kann man zu einem Osteopathen gehen oder zu einem Faszien-Therapeuten bzw. FDM-Therapeuten. Das sogenannte Fasziendistorsionsmodell (FDM) ist eine Behandlungsmethode, die bei Schmerzen im Bewegungsapparat angewendet wird, mit Fokus auf eine spezielle Faszientherapie. „Verdrehte" Faszien können korrigiert, Verklebungen gelöst und das Fasziengewebe wieder geglättet werden. Das Zusammenspiel mit der Muskulatur wird reguliert, der erhöhte Muskeltonus gesenkt und die Schmerzrezeptoren entlastet, wodurch die Schmerzen auch gesenkt werden.

> **!**
> Einreibungen mit Arnika, Beinwell, Johanniskrautöl (Rotöl), Kampfer, Franzbranntwein oder Retterspitz wirken abschwellend und schmerzlindernd.

Faszi(e)nation Yoga

So wie die früher unterschätzten Faszien heute mehr und mehr in das Interesse der Schulmedizin rücken, so findet auch Yoga immer mehr Anhänger. Yoga integriert seit vielen Jahrzehnten die Erkenntnisse, die erst nach und nach in der aktuellen Forschung deutlich werden; seine Therapiemöglichkeiten und seine Vorteile zur Erhaltung der Gesundheit des Körpers werden Stück für Stück auch von der Schulmedizin anerkannt. War Yoga früher nur etwas für esoterisch Interessierte, die belächelt wurden, so ist man heutzutage nicht „trendy", wenn man nicht regelmäßig Yogakurse besucht. Yoga gehört zu einem modernen, bewussten Lifestyle. Wenn es darum geht, den Körper nachhaltig zu stärken, leistungsfähiger und geschmeidiger zu machen, ist Yoga die beste und effektivste Lösung.

Yoga deckt nicht nur die physischen Aspekte eines guten Trainings ab, sondern geht auch auf den Geist, die mentale Ebene und damit die Quellen für unseren Stress ein und verbessert gezielt unsere Wahrnehmung und unseren Fokus für die individuellen Schwachstellen in unserem Körper. Wer Yoga praktiziert, fühlt, dass die Dehnung der Glieder zielgerichtet wirken kann. Das belegte eine US-amerikanische Studie eindeutig: Stretching hat eine positive Wirkung und einen hohen Linderungs- und Heilungseffekt bei Rückenschmerzen. Des Rätsels Lösung liegt im Bindegewebe, in unserem Fasziensystem.

Bindegewebe ist überaus empfänglich für mechanische Reize. Die kleinen Bindegewebszellen (Fibroblasten) können sich im gedehnten Gewebe stark ausweiten und setzen damit die Grundspannung in den Faszien herab. Signal-Moleküle setzen Botenstoffe frei, die sowohl Schmerz als auch Entzündungen im Bindegewebe lindern können. Die Zellen „fühlen" also mechanische Kräfte und übersetzen sie in biochemische Signale, die bis zu unserer DNA reichen. Das heißt, Yogaübungen wirken, indem in den Haltungen große Faszien langsam, sanft, gezielt und lange gedehnt werden. Man erreicht so das gesamte Fasziensystem, das in den Übungen gleichsam „ausgewrungen" wird.

Das hat einen zusätzlichen starken „Anti-Fibrose-Effekt", löst also die Verklebungen, bringt die Gleitfähigkeit wieder in Gang und kann dadurch Krankheiten vorbeugen oder sie sogar heilen. Und es hilft auch bei der lästigen Cellulite. Auch ich habe in meiner Praxis die Erfahrung gemacht: Neben der ganzheitlichen Osteopathie ist Yoga die beste Lösung, um die „Verfilzungen" des Fasziensystems zu durchdringen, sie gezielt zu stimulieren und die Bindegewebsschichten wieder gleitfähiger zu machen. Entsprechende Übungen finden Sie im zweiten Teil des Buches ab S. 120.

> **!**
> Yogaübungen wirken, indem in den Haltungen große Faszien langsam, sanft, gezielt und lange gedehnt werden.

Was unsere Organe mit dem Rücken zu tun haben

Wie Sie inzwischen erfahren haben, muss die Ursache von Rückenproblemen nicht unbedingt am Rücken selbst zu finden sein. Schmerz ist ein komplexes Phänomen mit vielschichtigen Aspekten. Ein Aspekt kann im Darm begründet liegen.

Der erste Zusammenhang, der sich beim Stichwort „Darm" aufdrängt, ist das Thema Ernährung und Körpergewicht, manchmal leider auch Übergewicht. Und natürlich kann Übergewicht auch eine häufige Ursache für Rückenschmerzen sein. Es belastet unser gesamtes System und spielt nicht nur eine wichtige Rolle für unsere Füße, wie wir bereits gesehen haben. Um Rückenschmerzen nachhaltig zu lindern und zu heilen, ist es nie verkehrt, Übergewicht auf ein „gesundes Gewicht" zu reduzieren, so dass der Körper von Kopf bis Fuß nicht überlastet ist. Nicht nur unsere Gelenke, auch unsere Bandscheiben haben weniger Last im Alltag zu schleppen und werden entlastet, wenn Sie unnötige Kilos verlieren.

Doch hier geht es mir nicht um allgemeines Körpergewicht, das auf die Wirbelsäule einwirkt, sondern um die Last der Organe, vor allem des Darmes, wenn er verschlackt, sich entzündet und für Dysbalancen im Körper sorgt. Der sogenannte „Bierbauch" ist ein gutes Beispiel: Er bringt den Körper aus dem Lot, stört die Spannungsverhältnisse in den Faszien der Vorder- und Rückseite des Körpers und beeinflusst somit unser Stützsystem aus Knochen, Muskeln, Gelenken, Sehnen und Bändern, das parietale System, negativ. Aber, und hier kommt der Darm ins Spiel, er wirkt sich häufig auch negativ auf unsere inneren Organe, das viszerale System, aus und sorgt für Probleme, die man auf den ersten Blick nicht in Zusammenhang bringen würde.

Zum viszeralen System gehören die inneren Organe, also Herz, Lunge, Magen, Darm, Leber, Nieren, Blase usw. Zu den ein-

> **!** Nicht nur unsere Gelenke, auch unsere Bandscheiben haben weniger Last im Alltag zu schleppen und werden entlastet, wenn Sie unnötige Kilos verlieren.

zelnen Organen kommen die dazugehörigen Nerven, Blut- und Lymphgefäße hinzu sowie das umgebende Bindegewebe. Jedes Organ ist beweglich zu den anderen umgebenden Organen. Zusätzlich hat jedes Organ auch eine rhythmische Eigenbewegung, Motilität genannt. Beim Herzen ist das etwa die Pumpbewegung, die ausgelöst von elektrischen Impulsen durch Zusammenziehen des Herzmuskels entsteht. Im Darm ist es die sogenannte Peristaltik, welche die Eigenbewegung des Darmes ausmacht. Sie ist sehr wichtig und passiert willkürlich, wir können und müssen sie also nicht bewusst steuern. Sie ist für die Verdauung, Resorption, Vermengung unserer Nahrung und den Weitertransport des Darminhalts in dem langen Muskelschlauch von bis zu sieben Metern bis zum Enddarm verantwortlich.

> **Selbsttest für Ihre Organe**
>
> Wie können Sie feststellen, ob Ihr Darm betroffen und die Peristaltik nicht lebhaft genug ist? Es gibt einen Selbsttest, der Ihnen zeigt, ob Ihr Darm oder die Organe des kleinen Beckens durch äußere Operationsnarben oder innere Gleitstörungen Ursache für Ihre Rückenbeschwerden sind.
>
> ❶ Stellen Sie sich hin (am besten im Profil zu einem Spiegel) und rollen Sie sich nach vorne langsam in die Vorwärtsbeuge ab. Spüren Sie hinein, wann der Schmerz auftritt, schauen Sie, wie Ihr Finger-Boden-Abstand ist, wie weit Sie am Bein hinunterkommen, und blicken Sie in den Spiegel, wie gleichmäßig Ihre Wirbelsäule vorgebeugt ist oder ob irgendwo ein Plateau oder „Buckel" sichtbar ist.
>
> ❷ Nun rollen Sie wieder auf, fassen Sie Ihren Bauch unter dem Bauchnabel wie ein kleines Päckchen und drücken ihn etwas zur Wirbelsäule hin. Halten Sie das Paket gut fest und rollen Sie sich ein zweites Mal nach vorn ab. Spüren Sie wieder nach, ob es eine Veränderung im Schmerzempfinden gibt. Wenn Sie in der Vorwärtsbeuge unten angekommen sind, lösen Sie die Hände.
>
> ▶▶

Kontrollieren Sie erneut den Finger-Boden-Abstand (hat er abgenommen?) und blicken Sie im Spiegel Ihre gleichmäßigere Wirbelsäulenkrümmung an.

Wenn sich Ihre Vorwärtsbeuge verändert oder sogar so verbessert hat, dass Sie tiefer kommen, und die Schmerzen anders sind, dann haben Sie vermutlich ein viszerales Problem, das Ihre Rückenbeschwerden mit auslöst.

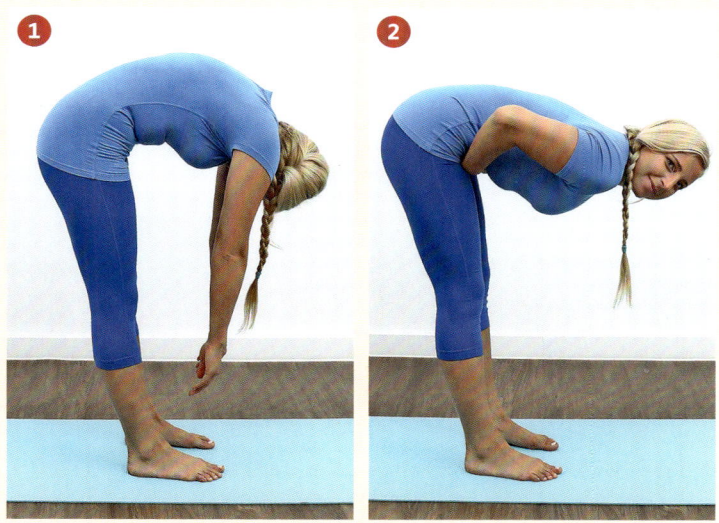

Durch eine Vorwärtsbeuge können Sie testen, ob Ihr Darm oder die Organe des kleinen Beckens durch äußere Operationsnarben oder innere Gleitstörungen Ursache für Ihre Rückenbeschwerden sind.

Ist Ihr Darm „charmant" genug?

Spätestens seit dem Bestseller „Darm mit Charme" von Giulia Enders wissen wir, dass der Darm mehr als nur ein bis zu sieben Meter langer „Wurm" ist, der die Hauptmasse unserer Organe ausmacht. Dieses komplexe Organ ist für viel mehr zuständig als

> **!** Unser Darm ist ein fragiles Ökosystem, und unsere Darmbakterien reagieren auf unseren Lebensstil.

nur die Verdauung und unseren Stuhlgang. Er beherbergt unter anderem etwa 100 Milliarden Darmbakterien – mehr als zehnmal so viel wie Körperzellen, darunter mehr als 400 verschiedene Bakterienstämme. Dieser Wohn- bzw. Lebensraum ist ein fragiles Ökosystem, ein einflussreicher Mikrokosmos, und es ist wichtig zu erkennen, dass unsere Darmbakterien immer auf unseren Lebensstil und die Umweltfaktoren unserer modernen Welt reagieren.

Es ist also allein bei Vorstellung dieser Anzahl klar, dass die Art und die Menge der Mikroorganismen im Darm mit der Entstehung bzw. der Prävention vieler Krankheiten etwas zu tun haben müssen. Nicht nur das: Auch 85 Prozent aller körpereigenen Abwehrzellen haben ihren Sitz im Darm und schützen so unseren Organismus vor Krankheiten. Hiermit ist der Darm also auch unser größtes Immunorgan, und es steckt viel Potenzial in ihm, unseren gesamten Organismus zu heilen. Aber er kann genauso, bei Funktionsstörungen aus der Balance gebracht, schnell zur „Giftküche" werden.

Neben Rückenschmerzen klagt jeder mal über Symptome, die ausgelöst sind durch unseren Bauch, da sind „Schmetterlinge im Bauch" noch das Harmloseste. Jedem „schlägt mal etwas auf den Magen". Doch Nahrungsmittelunverträglichkeiten, Allergien, Sodbrennen, Magen- oder Bauchkrämpfe werden immer häufiger, und dass diese Zivilisationskrankheiten und die Darmgesundheit nicht isoliert dastehen, ist inzwischen bekannt: Schon längst wird eine gestörte, aus dem Gleichgewicht gebrachte Darmflora in Zusammenhang gebracht mit Übergewicht, Depressionen, Allergien, Migräne, Tinnitus, Neurodermitis, dauerhaftem Bluthochdruck und chronischer Müdigkeit. Allein durch das Verständnis des Fasziensystems, das unseren gesamten Körper einkleidet, können Sie nachvollziehen, dass, wenn es Probleme vorne im Bauch gibt, auch der Rücken reagieren muss. Wenn also zum Beispiel die Faszie vorn am Bauch ein verändertes Spannungsverhältnis hat, hat das auch einen Effekt in den Rücken hinein. Was sollte man also tun – neben gezielten Übungen für die Wirbelsäule und das äußere Fasziensystem –, um seine Rückenbeschwerden loszuwerden? Wir müssen unsere „Infrastruktur", die anspruchsvolle Darmflora, hegen und pflegen.

Wie geht das? Wie Sie bereits wissen, kommt alles, was wir essen, in jeder einzelnen Zelle an. Um also die Qualität unseres Gewebes, der Muskulatur, der Faszien, Sehnen usw. zu beeinflussen, müssen wir das ändern, was wir uns zuführen. Der erste und einfachste Schritt besteht also darin, dass Sie Ihre Ernährung unter die Lupe nehmen und das, was Sie täglich zu sich nehmen, einer Prüfung unterziehen. So einfach es klingt, so einfach ist das auch. Überdenken Sie Ihre Ernährung und passen Sie das, was Sie täglich zu sich nehmen, Ihren Bedürfnissen an.

Unser Ernährungsverhalten hat sich seit Großmutters Zeiten enorm verändert. Durch die industrialisierten, verarbeiteten Lebensmittel hat sich unser Ernährungsverhalten in den letzten 60 Jahren in Richtung Fastfood gewandelt. Das Wenigste, was wir an Nahrungsmitteln täglich hinunterschlucken, hat noch wirklich etwas mit Lebensmitteln zu tun. „Esse nichts, was deine Großmutter nicht als Essen erkannt hätte" lautet der Titel eines Buches über Ernährung von Michael Pollan, einem amerikanischen Journalisten und Professor. Aber genau das machen leider nur die wenigsten. Und damit meine ich nicht allein eine gesunde, ausgewogene Ernährung, sondern eine Ernährung, die auf die persönlichen Bedürfnisse des Einzelnen Rücksicht nimmt: Für manche ist Obst pures Gift – sie haben eine Fruktoseunverträglichkeit. Spinat und Himbeeren, die gepriesen werden als Killer der Krebszellen, lösen bei Menschen mit Histaminintoleranz Krämpfe aus. Nicht nur wegen seines Laktosegehalts kann Joghurt zum Verhängnis werden. Auch reine Rohkost ist nicht jedermanns Sache und auch nicht für jede Jahreszeit in unseren kalten Breitengraden geeignet.

> ❗ „Lass die Nahrung deine Medizin sein und Medizin deine Nahrung."

Mein Lieblingszitat von Hippokrates lautet: „Lass die Nahrung deine Medizin sein und Medizin deine Nahrung." Wir sollten uns hauptsächlich von nährstoffreichen Lebensmitteln, die viele Vitamine und Ballaststoffe enthalten, ernähren. Also Lebensmitteln, die so natürlich wie möglich sind, die unser Körper schon seit der Steinzeit kennt und die er somit leicht verdauen kann. Dazu zählen Obst, Gemüse, Nüsse, Samen und alles, was die Natur außerhalb von Fertigprodukten in großer Vielzahl und in leckeren Variationen hergibt. Dennoch sollte ein Ernährungsplan immer ziemlich individuell abgestimmt werden. Beispielsweise würde ich niemandem raten, sich einfach von einem Tag auf den nächsten vegan zu ernähren, sondern sich vorher gut beraten zu lassen, so dass sich kein Nährstoffmangel entwickeln kann. Was also soll man essen?

Es darf auch mal weniger sein: Fasten

Kommen wir zunächst zu der anderen Möglichkeit, nämlich der, nichts zu essen. Ich empfehle allerdings niemandem, lange oder ohne Unterstützung und Beratung durch einen Arzt, Heilpraktiker oder Detox Coach zu fasten. Aber es tut jedem gut, einen Tag im Monat oder sogar einmal die Woche einen Entlastungstag einzulegen oder zu fasten. Am besten nach einem Wochenende, an dem man geschlemmt hat, oder an einem entspannten Brücken- bzw. Urlaubstag oder kurzen Arbeitstag, an dem man wenig Anstrengung hat. Es gibt unterschiedliche Intensitätsstufen bzw. Entlastungsstufen. Essen Sie zum Beispiel an diesem Tag nur Obst und Gemüse oder nur Äpfel; andere finden Brühen und Gemüsesuppen geeigneter. Oder Sie machen einen Safttag oder trinken einen ganzen Tag lang nur warmen Tee und Ingwerwasser.

> ❗ Machen Sie mal einen Safttag oder trinken Sie einen ganzen Tag lang nur warmen Tee und Ingwerwasser.

Fasten ist die grundlegendste Säuberung ohne Hilfsmittel und funktioniert sehr einfach. Man führt nichts oder wenig an Nahrung zu, das Stoffwechselabfälle produziert, Gift- und andere unerwünschte Stoffe einschleust, die den Körper belasten oder die wir mit Energieaufwand wieder entsorgen müssen, damit sie nicht als Fett oder Eiweißmüll abgelagert werden. Dadurch bekommt der Körper die Gelegenheit, aufzuräumen und diese belastenden Stoffe auszuleiten. Neben dem besseren Gesundheitsgefühl wird dadurch verhindert, dass der Körper selbst Säuberungsaktivitäten – oft nennen wir das Krankheiten – entfalten muss.

Flohsamenschalen
Ideale Begleiter bei einer solchen Darmreinigungskur sind Flohsamenschalen: Das sind die Früchte einer alten Heilpflanze, deren dunkelbraun glänzende Samen tatsächlich an Flöhe erinnern. Sie enthalten viele lösliche Ballaststoffe und wirken dadurch regulierend auf den Magen-Darm-Trakt sowohl bei Verstopfung wie auch bei Durchfall. Ihr hohes Quellvermögen im Magen löst ein schnelleres Sättigungsgefühl aus und hilft das Hungergefühl einzudämmen. Die kalorienarmen Ballaststoffe werden nur langsam verdaut und halten daher lange satt. Eine australische Studie von 2012 konnte aufzeigen, dass Flohsamen auch gegen erhöhte Blutfette und Bluthochdruck wirken. Sie haben positiven Einfluss auf erhöhte Blutzuckerwerte und senken den Blutzuckerspiegel. Nicht zuletzt sind sie eine ideale Unterstützung im Kampf gegen Übergewicht, was ja auch unserem Skelettsystem und damit auch unseren Rückenbeschwerden zu Gute kommt.

Noch wirksamer sind die pulverisierten Schalen des Flohsamens in Form von Flohsamenschalenpulver. Von diesem Pulver täglich zweimal einen Esslöffel voll in 200 ml warmen Wasser auflösen, ca. ½ Teelöffel Zimt dazugeben, gut umrühren, bis es etwas aufgequollen ist, und dann verzehren. Im Anschluss ein großes Glas warmes Ingwerwasser zu sich nehmen. Nehmen Sie dieses Mus morgens nach dem Aufstehen und abends vor dem Schlafengehen zu sich. Ich empfehle Ihnen, dieses Mus auch außerhalb eines Fastenprogramms in Ihren Alltag zu integrieren, am besten auf leeren Magen und etwa in 30 Minuten Abstand zu

Ihrem Frühstück. Wenn Sie das Mus abends vor dem Schlafengehen verzehren, sollte Ihre letzte Nahrungsaufnahme etwa zwei Stunden zurückliegen.

Mineralerde und Probiotika

Sowohl während des Fastens als auch bei bekannten Beschwerden des Magen-Darm-Traktes empfehle ich, zusätzlich Mineralerde und ein Probiotikum begleitend einzunehmen. Während des Fastens am besten abends vor dem Schlafengehen, so dass der Körper zur Ruhe kommt und regenerieren kann und damit die effektivste Wirkung dieser drei Komponenten erzielt werden kann.

Bentonit ist eine Heilerde, die Gifte aus dem Verdauungssystem aufnehmen kann und das Darmmilieu harmonisiert. Dies wiederum fördert den Aufbau einer gesunden Darmflora und aktiviert auf diese Weise die Selbstheilungskräfte des Organismus. Auch die antimykotische Wirkung von Bentonit wirkt sich positiv auf die Darmflora aus. Schädliche Pilze wie Candida werden aus dem Darm ausgeleitet, die Darmflora kann sich schneller erholen und wiederaufbauen. Um den Aufbauprozess zu fördern und den Darm wieder optimal zu besiedeln, eignet sich ein reines Probiotikum, am besten in Kombination mit L-Glutamin angemischt ohne jegliche Zusätze.

Probiotika sind genau charakterisierte Mikroorganismen, die lebend in den Darm gelangen und dadurch positive Wirkungen erzielen. Die Besonderheit dieser Bakterien ist, dass sie dem Angriff der Verdauungssäfte, insbesondere der Magen- und Gallensäuren, widerstehen und lebend in den Dickdarm gelangen können. Zu den probiotischen Bakterien gehören überwiegend Lactobazillen und Bifidobakterien. Probiotika hemmen das Wachstum unerwünschter Keime im Dickdarm auf mehrere Weisen: Sie produzieren unter anderem Verdauungsenzyme, schaffen ein leicht saures Milieu, bilden nützliche Gegenspieler zu den

> **!**
> Bentonit ist eine Heilerde, die Gifte aus dem Verdauungssystem aufnehmen kann.

Fäulnisbakterien und halten so das Darmmilieu im Gleichgewicht.

Fasten und Bewegung – die perfekte Kombination

Wie können wir sicherstellen, dass die beabsichtigte Säuberung beim Fasten bestmöglich funktioniert? Denken Sie an ein verschmutztes Kleidungsstück. Was tun wir, um es zu reinigen? Wir stecken es in die Waschmaschine, wir bewegen es also, damit der Schmutz sich löst. Genauso ist es mit uns selbst: Liegen wir beim Fasten passiv auf der Couch, zirkulieren die gelösten Stoffe im Kreislauf und verursachen Kopfschmerzen bis hin zu Gelenkschmerzen oder anderen unangenehmen Nebenerscheinungen – sogenannte Entgiftungskrisen.

Bewegen Sie sich also beim Fasten so bewusst, wie Sie können. Die Bewegungen, die wir sowieso im Alltag machen, nutzen dabei nicht viel. Wenn Sie nur spazieren gehen, ist das für die abgelagerten Stoffe meist nichts Neues. Aber wenn Sie es mit größerem Schwung tun, kann es gute Effekte haben. Noch wirkungsvoller sind alle Bewegungen und Anstrengungen, die Sie normalerweise nie machen. Trinken Sie viel reines Wasser, „wringen" Sie Ihren Körper mit ihm unbekannten Bewegungen aus und spülen Sie damit möglichst alle Ecken durch. Führen Sie diese neuen Bewegungen am besten so durch, dass Sie ins Schwitzen geraten.

Es eignen sich auch alle Yogaübungen, da sie bewusst und im Atemfluss durchgeführt werden. Man überanstrengt und überlastet den Körper nicht, sondern lenkt den Fokus auf bewusste Bewegung und Bewegungsausführungen. Zusätzlich helfen Sauna und basische Fußbäder, die Gifte aus dem Körper herauszuspülen und -schwitzen.

Fasten hilft aber auch bei Rückenschmerzen bzw. hilft dem Körper, seinen Fokus auf die Selbstheilung zu lenken, denn er ist nicht mit der Verdauung beschäftigt. Mit Fasten wirkt man über den positiven Effekt auf den Darm also auf das viszerale System

> **!** Bewegen Sie sich beim Fasten so bewusst, wie Sie können.

ein. Durch die Entgiftung und Entschlackung entsäuern wir unseren Körper und haben damit Einfluss auf unseren gesamten Metabolismus. Der Stoffwechsel wird „neu programmiert", was auch den Stoffwechsel in unseren Gelenken, die Zusammensetzung der Gelenkschmiere und das Milieu in unserem gesamten Bindegewebe optimiert. Das Hormonsystem wird stimuliert und damit auch die Produktion von verschiedenen Botenstoffen wie Serotonin, Dopamin usw. Fasten hat damit einen Effekt auf unsere Schmerzrezeptoren, unsere Schmerzsensibilität. Die Wahrnehmung der Rückenschmerzen verändert sich, und die Beschwerden nehmen ab. Die Gleitfähigkeit und Geschmeidigkeit des Fasziensystems steigt mit dem Fasten hingegen.

Fasten tut unserem Geist, Nervensystem und Gemütszustand gut. Der Darm entleert sich, und auch unsere Gedanken werden klarer. Denn unser Bauch und unser Gehirn stehen in einem direkten Zusammenhang. Unsere Gedanken haben also Einfluss auf unsere Verdauung, und unsere Verdauung auf unsere Gedanken. Wie kommt das?

> **!**
> Fasten tut unserem Geist, Nervensystem und Gemütszustand gut.

Darmintelligenz und Stress

Auch der Darm hat ein Nervensystem, auch als intramurales System bzw. enterales Nervensystem (ENS) bezeichnet. Es besteht aus einem komplexen Geflecht von Nervenzellen (Neuronen), das nahezu den gesamten Magen-Darm-Trakt durchzieht. Es besitzt beim Menschen vier- bis fünfmal mehr Neuronen als das Rückenmark (etwa 100 Millionen Nervenzellen). Dieses eigenständige Nervensystem befindet sich als dünne Schicht zwischen den Muskeln des Verdauungsapparats. Seine Aufgabe ist es unter anderem, die Verdauung zu steuern.

Die Hauptkomponenten des ENS sind zwei Nervengeflechte, sogenannte Plexus. Wichtig sind daneben auch die Cajal'schen Zellen. Das sind spezialisierte Muskelzellen, die völlig unabhängig von Neuronen Kontraktionen der unmittelbar anliegenden

Darmmuskulatur auslösen können. Sie stellen somit eine Art Schrittmachersystem dar, das man im weitesten Sinne mit dem autonomen Schrittmachersystem des Herzens vergleichen kann. Unser Darm ist also in gewisser Weise selbstständig und unabhängig vom zentralen Nervensystem (Kopfgehirn und Rückenmark). Dieses sehr komplexe System mit seinen etwa 100 Millionen Zellen wird deswegen auch als Bauchhirn bezeichnet. Es kann Informationen über seine Sensoren selbst bearbeiten, in Eigenregie kontrollieren und daraufhin autonom reagieren und „handeln".

Einige Forscher meinen sogar, dass das „Bauchgehirn" eigentlich eine Kopie des Gehirns sei. Denn die Zelltypen und Rezeptoren des Magen-Darm-Traktes seien identisch mit denen des Gehirns und kommunizieren miteinander über ihre eigenen Botenstoffe (Serotonin und Dopamin). Ferner besteht eine Nervenstrangverbindung zur Großhirnrinde und somit zum limbischen System, unserem Emotionszentrum im Gehirn. Das limbische System ist für viele Leistungen zuständig wie die Steuerung der Funktionen von Antrieb, Lernen, Gedächtnis, Emotionen, vegetativer Regulation der Nahrungsaufnahme, Verdauung und Fortpflanzung. Wenn uns also etwas „schwer im Magen liegt", wir etwas nicht verdauen können, beeinflusst der Darm bzw. Darminhalt auch das limbische System und sein weiteres Aufgabenfeld. Umgekehrt, wenn wir Emotionen „runterschlucken" und unterdrücken, hat das einen negativen, hemmenden Einfluss auf unseren Darm, die Verdauung. Der Bauch ist also auch ein Seismograf unserer Seele und spiegelt unseren Stress und unseren Lebensstil wider.

Durch Stress bzw. Stresshormone wird das Nervensystem des Darms negativ beeinflusst. Er stört die Verdauung, und es kommt zu einer verschlechterten Nährstoffaufnahme – Vitamin- und Mineralstoffmangel sind die Folge. Es entsteht ein Teufelskreis aus Nährstoffmangel, der Aufnahmefähigkeit von Nährstoffen und

> **!**
> Der Bauch ist ein Seismograf unserer Seele und spiegelt unseren Stress und unseren Lebensstil wider.

der physischen und psychischen Belastbarkeit. Häufig daraus resultierend sind Burn-out, Depressionen, chronisches Müdigkeitssyndrom und Infekte bis hin zu Autoimmunreaktionen.

> **Mit Vitaminen gegen den Stress**
> Besonders in den Wintermonaten empfehle ich Ihnen, zusätzlich Vitamin C, Vitamin D und Zink zu sich zu nehmen. Je nach individuellem Bedürfnis und in Abhängigkeit mit der körperlichen und geistigen Belastung ist es auch sinnvoll, sich einen individuellen B-Komplex anmischen zu lassen, um den Körper zu unterstützen und dem Stress entgegenzuwirken.

Einige Wissenschaftler vermuten, dass dem Informationsaustausch zwischen dem enterischen Nervensystem und dem Gehirn auch eine Rolle bei den intuitiven Entscheidungen („Bauchentscheidungen") zukommt. „Kribbeln im Bauch" oder „eine Entscheidung aus dem Bauch heraus" zeigt, dass das Bauchgehirn uns für gewisse Dinge ein „Vorgefühl" gibt. Als „stille Kompetenz" sendet es Informationen vom Bauch an das Großhirn und ist somit auch für Stimmungen und Emotionen von Bedeutung (emotionale Kompetenz). Wir nehmen es unbewusst in Anspruch, der eine mehr, der andere weniger.

Da unser „Bauchwohl" auch direkt in Verbindung steht mit dem, was wir in ihn hineintun, also was wir essen, zeigt sich auf, dass das, was wir essen, in engem Zusammenhang mit unseren Emotionen steht. Unsere Nahrungsaufnahme ist also nicht nur eine Form der Lebensqualität und unserer Esskultur durch den Genuss und die Gesellschaft am Tisch. Es heißt nicht umsonst „Sag mir, was du isst, und ich sage dir, wer du bist".

Das, was wir essen, hat viel größere Bedeutung auch für unsere Gemütslage und Gefühlswelt. Über unser enterisches Nervensystem beeinflusst es unsere Stimmung und unsere Stresssensibi-

> **!**
> „Sag mir, was du isst, und ich sage dir, wer du bist."

lität bzw. Stressresistenz. Das heißt auch, das, was unverdaut bleibt bzw. komplex für unseren Körper ist und einen langen Verdauungsprozess benötigt, ist Stress für unseren Körper. Je einfacher und ursprünglicher also das, was wir auf dem Teller haben, zubereitet ist, umso leichter kann unser Verdauungstrakt etwas damit anfangen und unserem Körper daraus die wichtigen Nährstoffe zur Verfügung stellen.

Ein erstes Anzeichen, dass unser enterisches Nervensystem überlastet ist, ist Müdigkeit nach dem Essen. Essen sollte Energie liefern und uns leistungsfähig machen und nicht Energie einfordern. Damit wir einen Schokoriegel oder Hamburger, der mehrere Produktionsschritte brauchte, damit er so aussieht und schmeckt, wie er ist, auch wirklich verdauen können, muss auch unser Körper ziemlich viel Energie und Arbeitszeit investieren, um ihn in die nutzbaren Bestandteile zu zerlegen. Aber welche nutzbaren Bestandteile hat so ein Schokoriegel oder Hamburger? Der Aufwand-Nutzen-Faktor ist ziemlich gering. Anstatt sich also mit den wichtigen Dingen zu beschäftigen, wie Regenerationsprozess, Zellerneuerung, Immunabwehr, Muskel- und Gehirnarbeit, wird der Körper abgelenkt. Die anderen Prozesse müssen heruntergefahren werden.

Im Umkehrschluss: Gibt man dem Körper ein natürliches, ein richtiges Lebensmittel, nehmen wir zum Beispiel meine heißgeliebte Kokosnuss oder eine sonnengereifte Papaya, kann er direkt auf die Nährstoffe zurückgreifen und hat Energie für Gehirn und Muskeln. Er bekommt seine Vitamine, die Botenstoffe produzieren, die unser Hormonsystem braucht, und kann so weiter Leistung bringen, ohne überlastet zu sein.

> **!**
> Gibt man dem Körper ein natürliches Lebensmittel, kann er direkt auf die Nährstoffe zurückgreifen und hat Energie für Gehirn und Muskeln.

So sieht eine darmgesunde Ernährung aus

Damit Sie mit diesem Ernährungsprogramm optimale Erfolge haben und sich Ihr Stoffwechsel regeneriert, sollten Sie die nachfolgenden unkomplizierten Regeln unbedingt beachten.

Naturbelassenes vorziehen

Verzichten Sie auf industriell verarbeitete Artikel und greifen Sie zu richtigen, echten, natürlichen Lebensmitteln. So viele Inhaltsstoffe und Produktionsschritte gebraucht werden, um ein industrielles „Nahrungsmittel" zu produzieren, so komplex und aufwendig ist es auch für Ihren Körper, dieses Produkt zu „dekodieren". Erst dann ist es möglich, auf die Nährstoffe darin zurückzugreifen und diese weiterzuverwerten. Lassen Sie am besten die Finger von Fertigprodukten und halten Sie Ihre Mahlzeiten so unkompliziert wie möglich.

> **!**
> Greifen Sie auf unbehandelte Produkte aus der Region und der jeweiligen Saison zurück.

Meine Erfahrung hat gezeigt, dass sich eine Stoffwechselregulation am besten mit einer veganen Ernährung ohne Soja, Gluten und raffinierten Zucker einstellt. Idealerweise sollten Sie auf unbehandelte Produkte aus der Region und der jeweiligen Saison zurückgreifen. Dementsprechend sind auch meine Empfehlungen ausgelegt.

In der Ernährungslehre der traditionellen chinesischen Medizin, von Ayurveda oder Hildegards von Bingen hat man schon vor langer Zeit erkannt, dass der menschliche Stoffwechsel und das gesundheitliche Wohlbefinden deutlich höher sind, wenn der überwiegende Teil der täglichen Nahrung in erwärmtem, gekochtem oder gedünstetem Zustand eingenommen wird. Der Grund hierfür ist nachvollziehbar: Die eingenommenen Nahrungsmittel werden im Magen-Darm-Trakt gelöst und weiterverarbeitet. Der Aufspaltungsprozess funktioniert ähnlich wie bei Kompost durch Wärme. Jede aufgenommene Nahrung, die eine geringere Temperatur als 37 Grad Celsius (Temperatur im Magen-Darm-Trakt) aufweist, führt zu Abkühlung und zur Verminderung der Stoffwechselleistung und des Grundumsatzes. Die Folge sind kalte Hände und Füße, man friert leichter und verliert Körpergewicht schwerer. Ein Grad Temperaturabfall im Magen-Darm-Trakt durch kalte Nahrung vermindert die Stoffwechselleistung um fast 20 Prozent. Je kälter die aufgenommene Nahrung ist, umso länger ist auch die Verweildauer im Magen-Darm-Trakt. Die Folge sind Verstopfungen, Blähungen und Müdigkeit als Resultat von Fäulnisprozessen.

Wenn Sie Ihre Nahrung einkaufen und zubereiten, sollten Sie das mit Liebe und Aufmerksamkeit tun. Versuchen Sie den Umgang mit Nahrungsmitteln zu genießen und sich vor allem Zeit für Ihr Essen zu nehmen. Man sollte also schon mit leicht verdaulicher Nahrung, die nicht beschwert und trotzdem lange satt hält, in den Tag starten – spätestens bis zur Mittagspause. Je mehr Wärme Sie Ihrem Körper zuführen, umso höher ist die Stoffwechselleistung des kompletten Tages. In den östlichen Ernährungslehren gilt sogar der Grundsatz: Je länger ein Gericht köchelt, umso mehr Energie liefert es dem Körper. Außerdem funktioniert Ihre Verdauung deutlich besser. Sie haben mehr Energie für den gesamten Tag, und Ihr Körper kann sich auf die wichtigen Aufgaben konzentrieren.

Gesunde Getränke für den Tag

Beginnen Sie den Tag mit einem Glas heißes Wasser mit Ingwer und Zitrone, um Ihrem Stoffwechsel „einzuheizen" und ihn auf die Nahrungsaufnahme vorzubereiten. Bereiten Sie sich gleich morgens eine Karaffe für den gesamten Tag vor. Nehmen Sie auf ein Liter heißes Wasser etwa ein daumengroßes Stück Ingwer und eine halbe Biozitrone. Das Ingwerstück waschen und klein hacken oder mit der Knoblauchpresse auspressen. Die Zitrone auspressen und die Schale klein schneiden. Alles zusammen mit heißem Wasser übergießen.

Wer das ultimative ayurvedische Getränk für einen auf Hochtouren laufenden Stoffwechsel haben will: frische Minze und einen halben Teelöffel Cayennepfeffer ins Wasser geben und auf leeren Magen schon ein Glas trinken; den Rest im Laufe des Vormittags. Nach dem Glas einige Yogaübungen anschließen, um den Stoffwechsel und das Hormonsystem „aufzuwecken", bevor es zur ersten Nahrungsaufnahme kommt.

> **!** Smoothies sind Vitalstoffcocktails, die das Immunsystem stabilisieren und stärken.

Smoothies

Wenn Sie morgens nicht viel Zeit haben, sind Smoothies eine gute Wahl. Smoothies sind Vitalstoffcocktails, die Ihresgleichen suchen. Sie wirken antiparasitär, antioxidativ und antikarzinogen, außerdem stabilisieren und stärken sie das Immunsystem, tragen zur Blutbildung bei, helfen Leber und Darm bei Reinigung und Entgiftung und versorgen den Körper insgesamt mit allen lebenswichtigen Vitalstoffen in einer natürlichen und vor allem leicht verwertbaren Form. Kein Mittagstief mehr, kein Stein im Magen, außerdem deutlich weniger Stimmungsschwankungen, Gereiztheit und innere Unruhe im Alltag.

Einfach Obst und Gemüse in den Mixer werfen und eine pflanzliche Fettquelle hinzufügen. Geeignete pflanzliche Fettquellen sind Avocado, Sesam, Tahini (Sesampaste), Kürbiskerne, Sonnenblumenkerne, Pinienkerne, Leinsamen, Chiasamen, Kokosöl, Kokosmilch, Kokosraspeln, Erdnussbutter. Alle Nusssorten, Pekan, Walnuss, Mandeln, Paranüsse, Macadamia, Cashew oder Nussmus bzw. Nussbutter daraus sind nicht nur gute Fett-, sondern auch Eiweißquellen. Je nach Geschmack können diese verschiedenen Quellen miteinander kombiniert werden und bieten somit viel Abwechslung in Konsistenz und Geschmack für Ihren morgendlichen kreativen Smoothie. Insbesondere grüne Smoothies mit Spinat, Feldsalat, Petersilie, Sellerie, Basilikum und Co. bringen Ihren Säure-Basen-Haushalt ins Gleichgewicht.

Beim Mixen mit einem entsprechenden Hochleistungsmixer werden die Zellulosewände aufgebrochen, so dass der Körper die in den Pflanzenzellen enthaltenen Nährstoffe nahezu vollständig aufnehmen kann. Das ist besonders einfach, denn der Mixer nimmt dem Verdauungssystem einen Teil der Arbeit gewissermaßen ab: Er „verdaut vor". Dadurch wird der Smoothie besonders bekömmlich und kommt schon 20 Minuten später dort an, wo wirklich gebraucht wird: in den Zellen.

Insbesondere in grünen Smoothies mit viel Pflanzengrün sind Vitamine und Mineralien in höchster Konzentration enthalten. Außerdem sind sie reich an Proteinen bzw. verschiedenen Aminosäuren. Hinzu kommen unzählige sekundäre Pflanzenstoffe und Chlorophyll. Chlorophyll ist eine der wirksamsten, lebensspendenden Substanzen auf unserem Planeten. Chlorophyll ist das Farbpigment, das den Pflanzen ihre grüne Farbe verleiht und es ihnen ermöglicht, Photosynthese zu betreiben. Auf unseren Organismus hat es einen schützenden, vitalisierenden und heilenden Effekt.

Steigern Sie nach und nach die Smoothie-Ration und trinken Sie jeden Tag zwei bis drei Gläser des grünen Powerdrinks. Mit Smoothies werden Sie ein kleines Wunder erleben: Wenn Ihr Körper täglich die Vitamine, Mineralien, Spurenelemente und sekundären Pflanzenstoffe bekommt, die er braucht, wird er nach kurzer Zeit ganz automatisch mehr und mehr nach Gesundem verlangen.

Wenn Sie sich mit Smoothies partout nicht anfreunden können, ist eine große Schale bunter Obstsalat mit dem Obst der Saison und einer guten pflanzlichen Fettquelle, welche den Fruchtzucker und die Fruchtsäure abbremst und den Insulinspiegel konstant hält, eine Alternative. Durch diese Kombination aus ballaststoffreichen, natürlichen Kohlenhydraten aus Obst bleibt man lange satt, verhindert Heißhungerattacken und Leistungstiefs, und der Körper bekommt alle Nährstoffe, die er braucht. Trinken Sie dazu warmes Ingwerwasser.

Ein warmes Frühstück für die kalten Tage
Besonders in den kalten Monaten sollte ein warmes Frühstück gewählt werden. Es sorgt nicht nur für ein warmes, beruhigendes und wohliges Bauchgefühl, sondern macht resistenter gegenüber Stress im Alltag und ist leichter verdaulich. So gleicht man die Stresswirkung auf den Körper aus und bremst ihn mit der richti-

> Besonders in den kalten Monaten sollte ein warmes Frühstück gewählt werden.

gen, unkomplizierten Mahlzeit ab. Dadurch braucht der Körper keine Energie zu verschwenden für komplexe Verdauungsvorgänge, und die Nährstoffe liegen schneller vor, so dass wir optimal leistungsfähig sind. Dadurch kann die Energie anderweitig nützlich verwertet werden, zum Beispiel für das Immunsystem, um in den Grippemonaten gewappnet zu sein.

Hier zeige ich Ihnen zwei leckere, nahrhafte und nährstoffreiche Frühstücksrezepte. Es sind meine absoluten Lieblingsrezepte, absolut frei von Milchprodukten, raffiniertem Zucker und Gluten. Diese beiden Frühstücke sind Ballaststoffbomben und haben gleichzeitig präbiotische Wirkung. Das heißt, sie machen die Umgebung lebenswerter für die guten Bewohner unseres Darms

Rezept 1
- Glutenfreies Getreide wie Hirse (Goldhirse, Braunhirse, Hirseflocken), Vollkornreis (Reisflocken, braunen Reis) oder Buchweizen mit Wasser zu einem Brei aufkochen.
- Dann den Brei mit Kokosmilch, Reismilch oder Mandelmilch verfeinern.
- Eine Banane (oder anderes Obst der Saison) klein schneiden und mit 1 EL Flohsamenschalen und 1 EL Leinsamen in den Brei unterrühren.
- 2 EL eingeweichte Gojibeeren, ½ TL Zimt, gemahlene Vanille und 1 EL Kokosraspeln darübergeben.

Rezept 2
- Zwei Äpfel klein schneiden und kurz andünsten. Mit Zitronensaft und einer ausgepressten Orange ablöschen und kurz köcheln lassen.
- 2 EL Kokosöl, 1 EL eingeweichte Rosinen oder Korinthen, 2 EL Kokosraspeln, 1 EL Leinsamen, 1 EL Flohsamenschalen dazugeben, 1 EL Zimt und frisch gemahlene Vanille dazugeben und alles gut umrühren.
- Fertig ist der lang anhaltende, anregend duftende Sattmacher!

und fördern ihr Wachstum. Jedes Körnchen, das wir aufnehmen, hat für unsere Darmbakterien die Größe eines Kometen. Sie lieben Ballaststoffe, die sie anregen, Vitamine und gesunde Fettsäuren zu produzieren.

Gut durch den Tag
Auch resistente Stärke wirkt wie ein Ballaststoff und hilft bei Darmträgheit und Entzündungsprozessen. Dazu zählen unter anderem kalte Kartoffeln und kalter Reis. Weitere präbiotische Wirkung haben auch Chicorée, Schwarzwurzel, Spargel, Knoblauch, Topinambur, Artischocken und jegliche Form von Lauchgemüse. Zu den Probiotika, die direkt Bakterien enthalten, wie den Lactobacillus casei und Bifidobakterien, zählen fermentierte Lebensmittel wie Sauerkraut und saure Gurken. Man muss also keinen Joghurt essen oder Kefir trinken, um an gute Bakterien zu kommen.

> **!** Man muss keinen Joghurt essen oder Kefir trinken, um an gute Bakterien zu kommen.

Wie wäre es in der Mittagspause also mit einem Kartoffelsalat mit Sauerkraut, sauren Gurken, etwas Lauch, Leinsamen und einem Senfdressing mit Zitronensaft? Dazu eine schönen Tasse Kamillen- und Salbeitee, und schon haben Sie Ihren Darmbakterien etwas Gutes getan. Die ätherischen Öle aus Senf, Kamille und Salbei sind ein pflanzlicher Ersatz für Antibiotika. Die Zitrone wirkt zusätzlich alkalisch und verbessert das Milieu.

Abends eignet sich eine Suppe, um den Körper nicht mit schwerer Kost bei der Regeneration in der Nacht und vor allem beim Tiefschlaf zu stören. Blumenkohlcremesuppe aus kurz gekochtem Blumenkohl mit Kokosmilch püriert und Limettensaft verfeinert oder Schwarzwurzelgemüse angedünstet mit Chicorée und Lauchgemüse, dazu Süßkartoffeln oder normale Kartoffeln gekocht oder aus dem Backofen sind eine gute Wahl.

Zusätzlich rate ich insbesondere in den Wintermonaten und bei hohem Stresslevel und körperlicher und geistiger Belastung dazu, regelmäßig Kuren mit Probiotika zu machen. Lassen Sie sich in der Apotheke gezielt ein Präparat erstellen, das frei von

Hefe, Gluten und Laktose ist, damit es optimal wirken kann. Zusammen mit einer darmfreundlichen Ernährung, die hauptsächlich auf Pflanzenkost basiert, machen Sie Ihren Darm wieder attraktiver für seine hilfreichen Bewohner. Zusätzlich beeinflussen Sie mit dieser Ernährung nicht nur den Darm, sondern auch Ihr Bindegewebe, also Ihre Faszien, und tragen damit direkt dazu bei, dass sie geschmeidig bleiben.

Das vegetative Nervensystem

Nach dem parietalen System mit dem Muskel-Skelett-Apparat und dem Fasziensystem, dem viszeralen System mit den Organen samt dem Schwerpunkt Darm fehlt uns nun noch das craniosacrale System, das heißt, unser vegetatives Nervensystem (VNS).

Das Nervensystem, das alle äußeren Reize und Signale wahrnimmt, verarbeitet und darauf angemessen reagiert und handelt, ist sozusagen der Zentralrechner, die Kommandozentrale und gleichzeitig auch das Steuerungssystem, dem die anderen Systeme untergeordnet sind. Das Nervensystem in Zusammenarbeit mit dem Hormonsystem reagiert also immer so auf äußere Reize und passt das innere Milieu so an, wie die Anforderungen sind. Ziel ist es, den Organismus in Balance (der Arzt nennt das Homöostase) zu halten. Schwierig wird es dann, wenn der Stress, Leistungsdruck und die Anforderungen an unseren Körper, mental wie physisch, nicht mehr aufhören.

Vieles von dem, was unser Nervensystem leistet, machen wir bewusst. Wir entscheiden zum Beispiel über Fortgehen oder Stehenbleiben, Sprechen oder Zuhören. Der daran beteiligte Teil unseres Nervensystems unterliegt unserer willkürlichen Kontrolle. Daneben hat das Nervensystem aber auch Aufgaben, die wir nicht bewusst kontrollieren können. Jeder kennt die Situation: Beim Sport oder in Stresssituationen erhöht sich automatisch der

> **!**
> Das vegetative Nervensystem regelt lebenswichtige Körperfunktionen wie Herztätigkeit, Atmung, Kreislauf, Verdauung oder Körpertemperatur.

Das vegetative Nervensystem

Herzschlag, die Atmung wird schneller und man beginnt zu schwitzen. Verantwortlich dafür ist das vegetative Nervensystem, das auch als autonomes oder unwillkürliches Nervensystem bezeichnet wird, weil es nicht unserem Willen unterworfen ist. Das vegetative Nervensystem kontrolliert die Muskulatur aller Organe, regelt also lebenswichtige Körperfunktionen wie Herztätigkeit, Atmung, Kreislauf, Verdauung oder Körpertemperatur.

Das vegetative Nervensystem wirkt auf unseren gesamten Organismus.

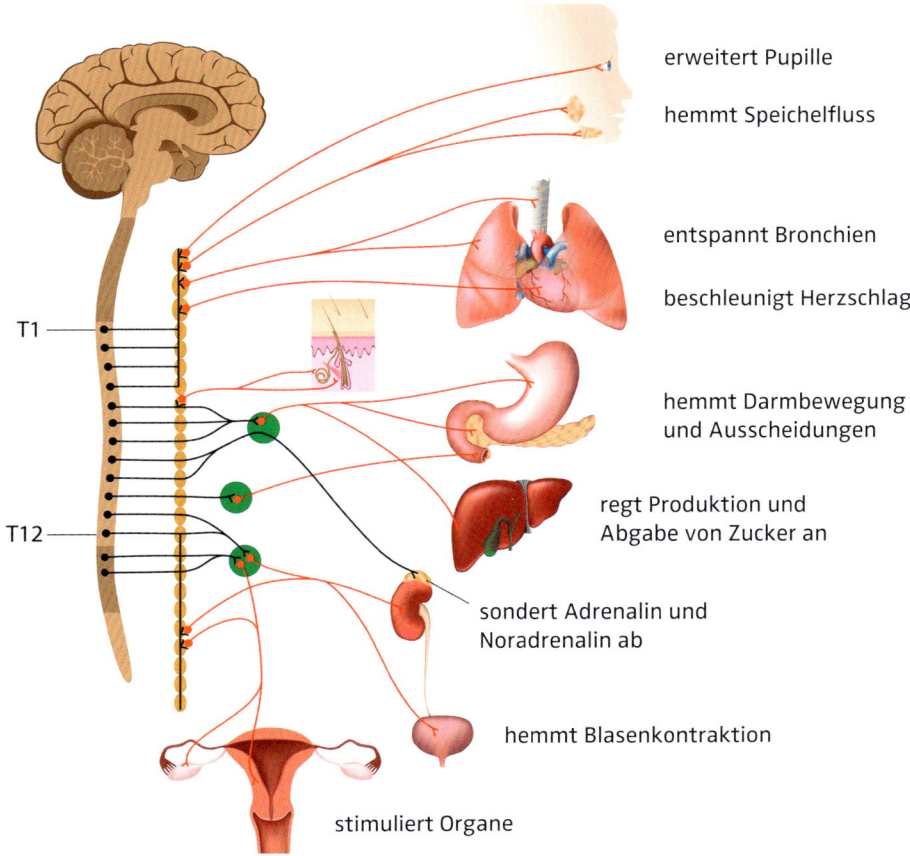

erweitert Pupille

hemmt Speichelfluss

entspannt Bronchien

beschleunigt Herzschlag

hemmt Darmbewegung und Ausscheidungen

regt Produktion und Abgabe von Zucker an

sondert Adrenalin und Noradrenalin ab

hemmt Blasenkontraktion

stimuliert Organe

Außerhalb von Gehirn und Rückenmark besteht es aus dem Sympathikus und seinem Gegenspieler, dem Parasympathikus. Während der Sympathikus in Stresssituationen dominiert, gewinnt der Parasympathikus in Entspannungsphasen die Oberhand. Der Sympathikus sorgt für eine Erhöhung des Herzschlags und der Atemtätigkeit, verbessert die Durchblutung in der Muskulatur und fördert das Schwitzen, er bereitet den Organismus auf körperliche und geistige Leistungen vor, hemmt die Darmtätigkeit und macht den Körper bereit zum Kämpfen oder Fliehen. Der Parasympathikus hingegen kümmert sich um die Körperfunktionen in Ruhe sowie die Regeneration. Er hat eine anregende Wirkung auf den Dickdarm und den restlichen Verdauungstrakt und kurbelt verschiedene Stoffwechselvorgänge an.

> **!**
> Bekannte vegetativ wirksame Verfahren sind Yoga, Meditation, Atemtechniken, Biofeedback, autogenes Training und achtsamkeitsbasierte Stressreduktion.

Die Arbeit der meisten Bereiche des vegetativen Nervensystems kann normalerweise nicht direkt bewusst beeinflusst werden. Über das VNS regulierte Körperfunktionen wie Pulsrate, Blutdruck oder Muskeltonus werden allerdings indirekt über will- und unwillkürliche Aktivitäten beeinflusst. Körperliche Aktivität, aber auch Inaktivität, beeinflusst die vegetativ regulierten Funktionen. Bekannte vegetativ wirksame Verfahren sind Yoga, Meditation, Atemtechniken, Biofeedback, autogenes Training und achtsamkeitsbasierte Stressreduktion.

Unsere psychische Gesundheit

Der Zusammenhang zwischen Nervensystem und Wirbelsäule wird deutlich, wenn man sieht, wo das vegetative Nervensystem liegt. Daran wird auch sichtbar, wie unsere Organe, das viszerale System, nicht nur über das Fasziensystem auf die Wirbelsäule einwirken, sondern auch über das vegetative Nervensystem.

Die ersten Nervenzellen des Sympathikus liegen im Rückenmark. Ihre Fortsätze verlaufen über sogenannte Ganglien auf beiden Seiten der Wirbelsäule. Fast alle Signale werden dort auf eine zweite Nervenzelle umgeschaltet, welche die Botschaft zum Zielorgan bringt. Die zentralen Zellen des parasympathischen Nervensystems liegen im Hirnstamm und im unteren Bereich des Rückenmarks. Heute weiß man, dass mit den Nervensträngen von Sympathikus und Parasympathikus auch Signale von den Organen ins zentrale Nervensystem gelangen. Etwa fünf Prozent aller Schmerzreize des Körpers nehmen diesen Weg. Das bedeutet, dass Probleme an den Organen als Nervensignale an das zum Organ gehörige Wirbelsegment weitergeleitet werden. Dadurch können sie in der Wirbelsäule ein Störfeld auslösen mit Verspannungen der Muskulatur und Schmerzen, obwohl die Ursache im Organ liegt. Dies kann zum Beispiel dazu führen, dass man Schmerzen in der Lendenwirbelsäule wahrnimmt, die vom Dünndarm verursacht werden. Lassen Sie also abklären, ob Ihre Schmerzen in der Brustwirbelsäule oder eine diagnostizierte Rippenblockierung nicht doch eine verschleppte Herzmuskelentzündung oder eine Lungenentzündung sind. Und umgekehrt: Auch ein blockiertes Segment oder ein eingeklemmter Nerv können die Funktion des dazugehörigen Organs stören und beeinträchtigen.

Unser Körper ist ein Wunderwerk mit natürlichen Selbstheilungsmechanismen. Er kann Infektionen bekämpfen, Krebszellen abtöten oder sogar den Alterungsprozess verlangsamen. All das wird von unserem Gehirn stimuliert und kontrolliert. Aber diese Reparaturmechanismen funktionieren nur, wenn das vegetative Nervensystem ausbalanciert und entspannt ist. Das Ziel ist also, den Sympathikus herunterzufahren und den Parasympathikus zu aktivieren. Denn solange der Körper und unser Gehirn im Stressmodus, unter physischer wie psychischer Anspannung sind, wird der Sympathikus dauerhaft aktiviert. Dieser beeinflusst unser Hormonsystem, das unter anderem das Stresshormon Cortisol ausschüttet. Wenn dieses Hormon auf längere Sicht einen erhöhten Spiegel hat, kann es viele negative Begleiterscheinungen auslösen, etwa zur Steigerung der Schmerzsensibilität im Gewebe, zu Muskel- oder eben Rückenschmerzen.

> **!** Unser Körper ist ein Wunderwerk mit natürlichen Selbstheilungsmechanismen.

Mit Meditation und Yoga können Sie auf Ihr System gezielt Einfluss nehmen, um Ärger und Zorn, negative Gedanken oder Sorgen in den Griff zu bekommen, die für unseren Körper Stress bedeuten. Manchmal braucht man aber auch Unterstützung von außen, die uns hilft, nach innen zu blicken. Auch die craniosacrale Osteopathie kann Ihr Hormonsystem stimulieren und dem Körper spezielle Anreize zur Selbstregulation geben. Durch behutsame, sanfte Techniken am Kreuzbein und Schädel entspannt sich das Organsystem und lösen sich auch seelische Blockaden.

Um Ihre Schmerzen abzuklären, empfehle ich den Gang zu einem Therapeuten, ob begleitende Physiotherapie, Rolfing, Chirotherapie, Osteopathie, FDM (Fasziendistorsionsmodell), Kinesiologie, entspannende Massagen, Dorn-Breuss-Methode, Feldenkrais, Reiki oder sogar Hypnose. Fachlich geschulte Ärzte, Physiotherapeuten und Heilpraktiker können mit manuellen Faszientechniken direkt eingreifen. Sie werden die richtige Methode für sich herausfinden, so dass man direkt in der Frühphase eingreifen und den Körper unterstützen kann – ganz nach Ihren individuellen Bedürfnissen.

Am wichtigsten ist jedoch immer: Erst einmal tief durchatmen, runterkommen und das Nervensystem beruhigen, so dass es aus dem Stress- und Schmerzmodus umschalten kann auf Regeneration und Reparatur. Wenn Sie den Fokus wieder auf sich lenken, achtsamer werden, bewusster auf den Körper eingehen, verstehen Sie besser, was der Körper Ihnen sagen will. Horchen Sie in sich hinein und nehmen Sie sich Zeit, auch emotionale Faktoren zu verarbeiten, die sich im physischen Körper manifestiert haben. Spüren Sie, ob Ihnen etwas auf die Nieren geschlagen hat, Ihnen eine Laus über die Leber gelaufen ist oder Ihnen andere unverdaute Emotionen im Magen liegen oder die Angst im Nacken sitzt. Die Zeit, wenn der Körper akut mit Schmerzen die Notbremse zieht oder einen vielleicht sogar mit Vollbremsung aus dem gewohnten Alltag holt, sollte man nutzen, um wieder mit sich in Balance zu kommen. Zu reflektieren, ob man vielleicht unglücklich ist in seinem Beruf oder seiner Beziehung. Fühlt man sich überfordert oder gelangweilt und unterfordert?

Wenn man, anstatt immer nur Gas zu geben, auch mal abbremst und die wahren Ursachen in sich selbst sucht, verschwinden die Beschwerden oft. Man muss sie nicht nur am Rücken suchen, manchmal reicht der Blick in die endlose Weite und Tiefe des inneren Kerns, wo man sich wiedererkennt und wieder zu sich findet. Wir sind ein komplexes Ganzes. So können wir gemäß dem Gesetz der Selbstregulation auch selbst Einfluss nehmen.

> **!** Wenn man, anstatt immer nur Gas zu geben, die wahren Ursachen in sich selbst sucht, verschwinden die Beschwerden oft.

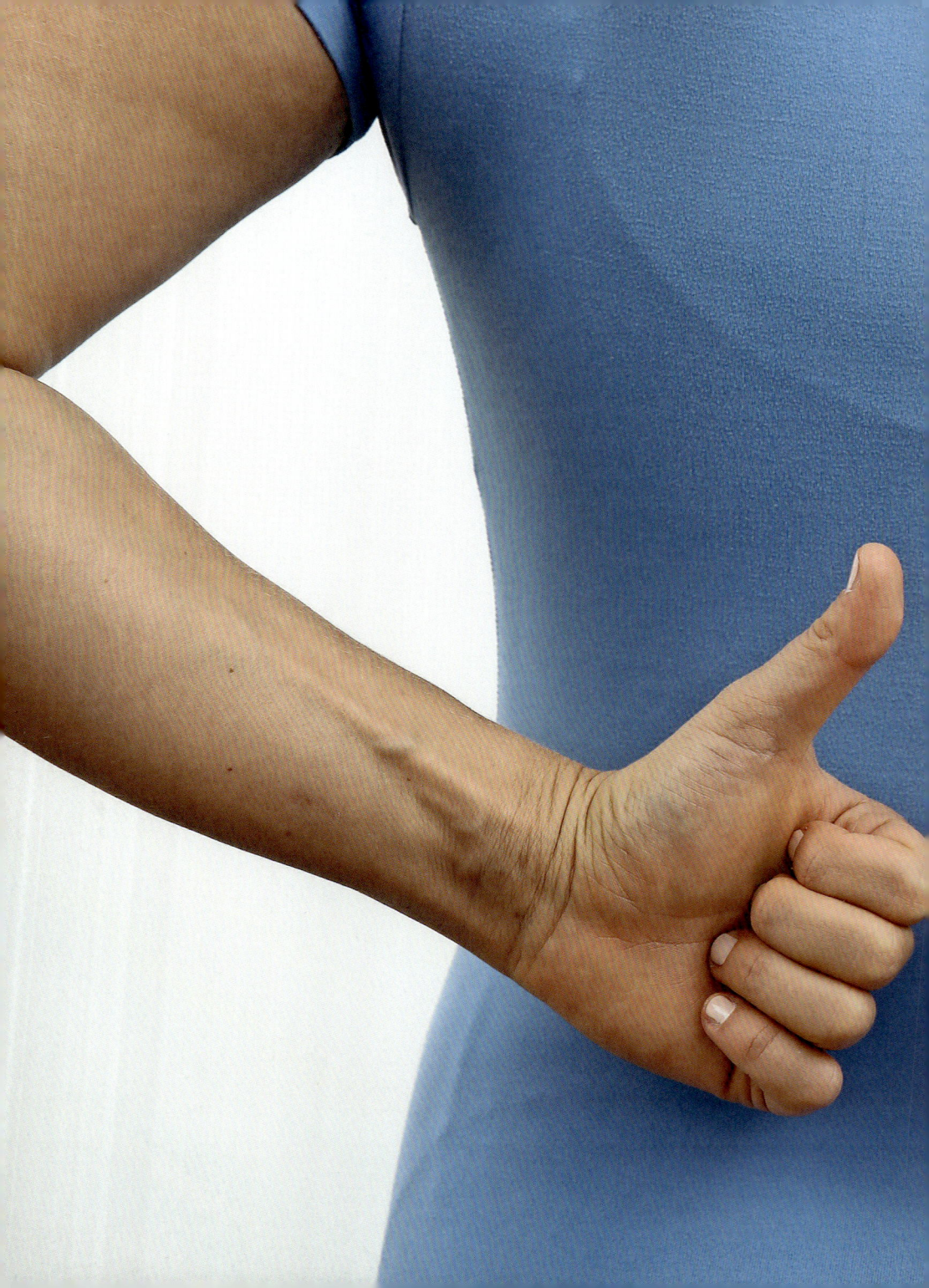

DIE BESTEN ÜBUNGEN FÜR IHREN RÜCKEN

Um mit Mahatma Gandhis Worten zu sprechen: „Ideale Übungen sind diejenigen, die sowohl den Körper als auch den Geist einbeziehen und stärken. Nur solche Übungen können den Menschen gesund erhalten." Diesem Leitgedanken folgt mein Übungsprogramm, das den gesamten Organismus stärkt. Sie müssen sich zu keinem Zeitpunkt tatenlos mit Ihren Beschwerden abfinden, sondern können selbst die Voraussetzungen für einen starken und schmerzfreien Rücken schaffen.

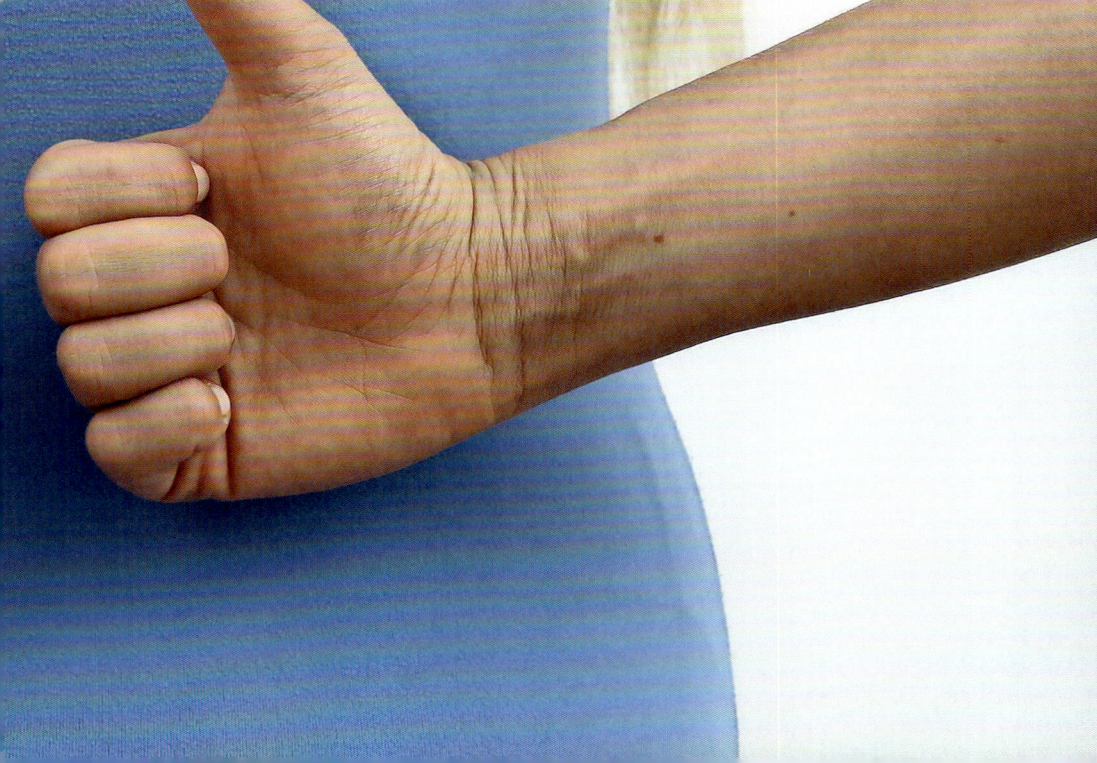

Auf den folgenden Seiten zeige ich Ihnen eine Vielfalt von Übungen, mit denen Sie Ihrem Rücken etwas Gutes tun können. Manche sind einfach, manche schwieriger. Das Wichtigste ist: Gehen Sie sanft mit sich selbst um, führen Sie die Übungen langsam aus und machen Sie niemals reißende Bewegungen, sondern gehen Sie nur so weit, wie es Ihnen guttut. Es gibt Tage, an denen es nicht so gut geht, und andere, an denen Sie Fortschritte feststellen werden. Nehmen Sie sich Zeit hineinzuspüren, machen Sie nicht zu viel, aber bleiben Sie am Ball!

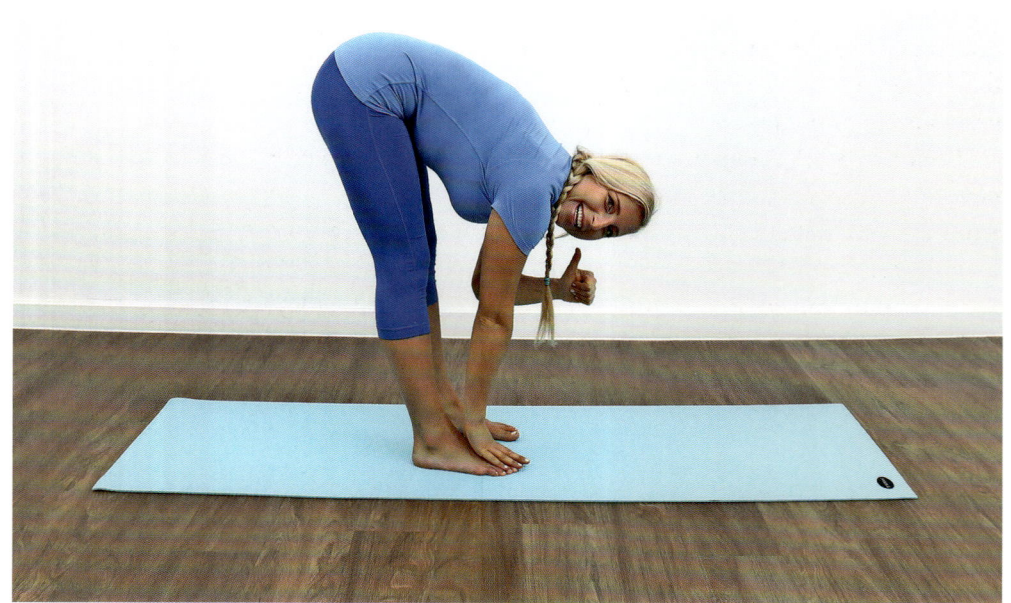

Atemschulung

Bei den Körperübungen führt und leitet die Atmung die Bewegung ein. Sie bestimmt die Qualität unserer Bewegung. Bevor wir also mit den eigentlichen Übungen beginnen, lenken wir den Fokus auf unsere Atmung und damit auf uns selbst. Wir bringen damit die Lebensenergie zum Fließen, so dass auch die Muskeln besser versorgt werden und wir die Übungen effektiv durchführen können, ohne zusätzlich zu verspannen.

Die Atmung ist ein subtiler Messfühler für unsere Gemütslage. Oft atmen wir flach und hektisch in die Brust. Doch der Atem lässt sich auch kontrollieren. Wir können unseren Brustkorb, unsere Rippen durch bewusste Atmung und durch Integration der Atmung in die Übungen effektiv mobilisieren, seine Flexibilität steigern und damit die Atmung im Alltag intensivieren, erleichtern und verbessern, so dass unsere Organe auch in Stresssituationen immer optimal versorgt werden. Wer bewusst darauf achtet und weiß, wie man den Atem einsetzt, kann Stress wunderbar bewältigen. Wer die Kunst des Atmens richtig beherrscht, hat das beste Rezept, um entspannt, fit und gesund zu bleiben.

Beginnen Sie den Tag mit der folgenden Atemmeditation und bauen Sie diese auch zwischendurch in Ihren hektischen Alltag ein, zum Beispiel in der Mittagspause. Und beenden Sie Ihren Tag damit, wenn Sie schon im Bett liegen, und lassen Sie sich durch diese Atemmeditation in einen erholsamen und tiefen Schlaf sinken.

Übung 1: Den Atem verfolgen

Ausgangsstellung: Am besten in entspannter Rückenlage, es geht aber auch der aufrechte Sitz. Die Hände als Kontaktpunkt auf den Bauch unterhalb des Bauchnabels legen, so dass die Finger auf dem Schambein aufliegen.

Ausführung: Mit der Einatmung durch die Nase den Atemfluss verfolgen, dem Atemgeräusch lauschen. Verfolgen Sie, wie sich der Brustkorb hebt, sich aufrichtet, sich der Rippenbogen weitet, die Bauchdecke weit angehoben wird und gegen die Handflächen drückt, bis Ihr Atem an den Fingerspitzen am Schambein ankommt ❶.

Atmen Sie über den ersten Atemwiderstand hinaus, geben Sie den Lungen maximal Raum, sich auszudehnen und sich zu entfalten.

Atmen Sie über den Hosenbund hinweg, geben Sie Ihren Organen Raum, sich auszubreiten.

Nehmen Sie wahr, wie die Energie weiter fließt bis in Ihre Zehen, in jeden Finger und bis in jede Haarspitze.

Spüren Sie die Aufdehnung Ihres Körpers von innen, den Druck hinterm Brustbein. Ihr Körper richtet sich auf und nimmt sich den Raum zum Entfalten, den er braucht. Sie werden leich-

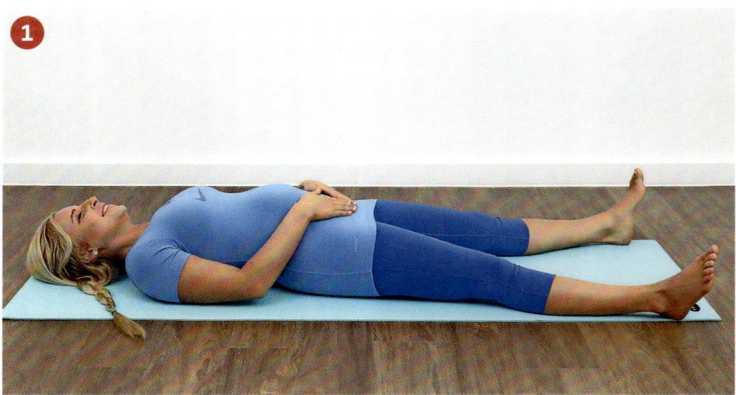

ter, schwereloser. Halten Sie im Moment der vollen Entfaltung inne und genießen Sie die Atempause zwischen den Atemphasen. Spüren Sie, wie Ihr gesamter Körper bis in die hinterste Muskel-, Nerven-, Gehirn- und Gewebszelle mit der neuen Energie durchflutet wird.

Atmen Sie dann langsam und kontrolliert wieder aus und verfolgen Sie bewusst die Atemphase, das Ausatemgeräusch ❷.

Mit der Ausatmung werden Stress, negative Emotionen, unnötige Gedanken wieder mitgenommen, Ihre Bauchdecke senkt sich, der Brustkorb senkt sich und flacht ab. Helfen Sie mit Ihren Händen mit, indem Sie ganz leichten Druck gegen die Bauchdecke geben, und ziehen Sie am Ende der Ausatmung den Bauchnabel ein zur Wirbelsäule. Verfolgen Sie, wie die verbrauchte Energie, emotionaler und physischer Ballast, Sie fließend, gleichmäßig mit einem warmen Nasenkitzeln wieder verlässt.

Genießen Sie die völlige Entleerung, die Atempause, lösen Sie dann die Bauchspannung und lassen Sie die neue Energie wieder einströmen. Spüren Sie, wie Ihr Körper mit jeder Atemphase belebt, energetisiert und entspannt wird.

Dauer: Mindestens zwei Minuten, am besten fünf Minuten oder mehr. Alternativ mindestens zehn Atemzüge.

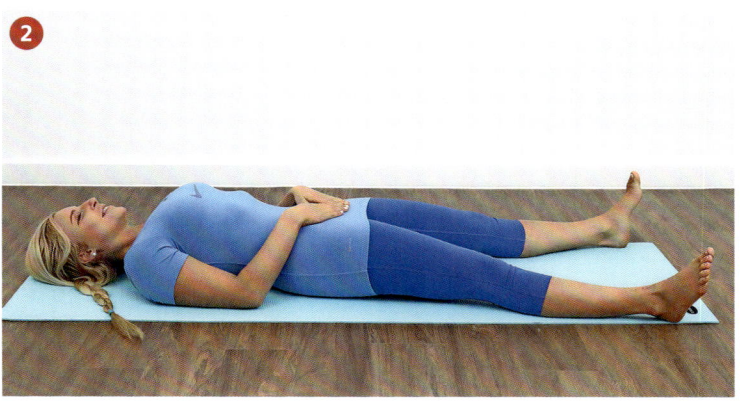

Übung 2: Den Atem intensivieren

Ausgangsstellung: Wie oben entspannt in Rückenlage oder aufrecht sitzend. Die Hände als Kontaktpunkt auf den Bauch unterhalb des Bauchnabels legen, so dass die Finger auf dem Schambein aufliegen.

Ausführung: Zu Beginn der Einatemphase die Atmung durch die Nase bewusst nach unten ins Schambein in die Hände lenken. Spüren Sie, wie sich Ihr Bauchraum weiter ausdehnt.

Dann weiter einatmen, die Hände dabei hochgleiten lassen bis zum Rippenbogen und die Einatmung dann bewusst in die Seiten lenken. Spüren Sie nach, wie sich Ihr gesamter Brustkorb und die Rippen ausdehnen ❶.

Dann weiter einatmen und dabei die Hände hochgleiten lassen auf die Brust, bis die Daumen die Schlüsselbeine berühren, und maximal bis zum Atemwiderstand einatmen ❷. Dann in der Atempause zwischen Ein- und Ausatmung die maximale Aufdehnung, Entfaltung im gesamten Brustkorb und vor allem auch hinter dem Brustbein wahrnehmen.

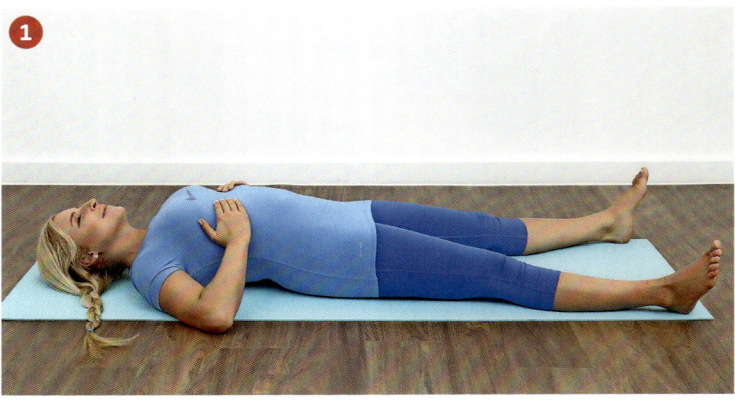

Mit der langsamen, gleichmäßigen Ausatmung durch die Nase die Hände langsam vom oberen Brustkorb wieder hinuntergleiten lassen über die Brust, den Bauch entlang bis an die Ausgangsstellung im Schambein. Verfolgen Sie, wie sich Ihr Brustkorb dabei gleichmäßig senkt, der Rippenbogen sich wieder schließt und der Bauch flach wird.

Ziehen Sie am Ende der Ausatemphase den Bauchnabel und Ihren Unterbauch unter Ihren Händen bewusst in Richtung Wirbelsäule. Halten Sie diesen „entleerten" Zustand in der Atempause und lösen Sie erst mit der Einatmung die Bauchspannung.

Verfolgen Sie in der Einatmung mit Ihren Händen wieder fließend die Ausdehnung und Ausbreitung der Energie bis zum oberen Brustkorb.

Nehmen Sie die Atempausen und den jeweiligen Zustand in Ihrem Brustkorb bewusst wahr. Spüren Sie hinein zwischen der Ein- und Ausatmung sowie zwischen Aus- und Einatemphase.

Dauer: Mindestens zwei Minuten, besser fünf Minuten oder länger. Alternativ mindestens zehn Atemzüge.

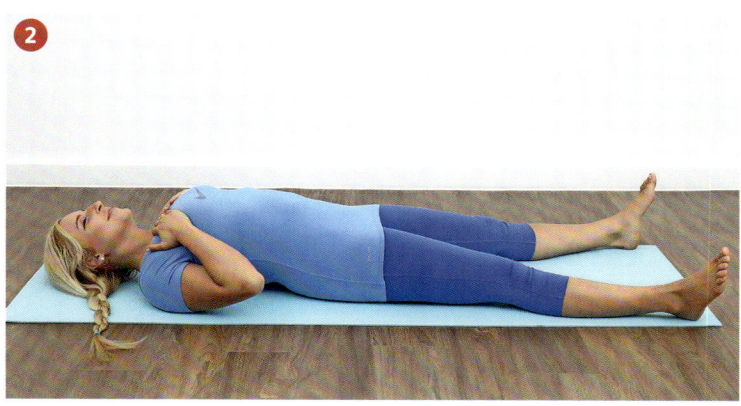

Lockerung der Wirbelsäule

Übung 1: Halswirbelsäule

Ausgangsstellung: Aufrechter Sitz an der Stuhlkante mit leicht geöffneten Beinen. Die Arme sind auf Schulterhöhe angehoben und die Ellbogen im rechten Winkel gebeugt.

Ausführung: Mit der Einatmung den Kopf langsam nach hinten in den Nacken legen, den Blick nach oben zur Decke ausrichten. Schulterblätter dabei zusammenziehen ❶. Mit der Ausatmung den Kopf nach unten absenken, Kinn in Richtung Kehlkopf und dann Richtung Brust senken. Die Hände auf den Hinterkopf ablegen, die Schultern entspannt nach unten sinken lassen, so dass das Gewicht der Arme den Kopf sanft noch weiter in die Beugung drückt. Den Schulternackenbereich dabei vollkommen entspannen ❷.

Wiederholung: Zehnmal im Atemfluss langsam wiederholen.

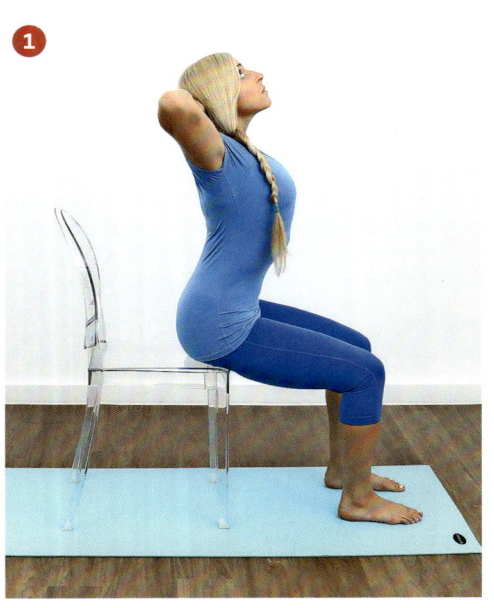
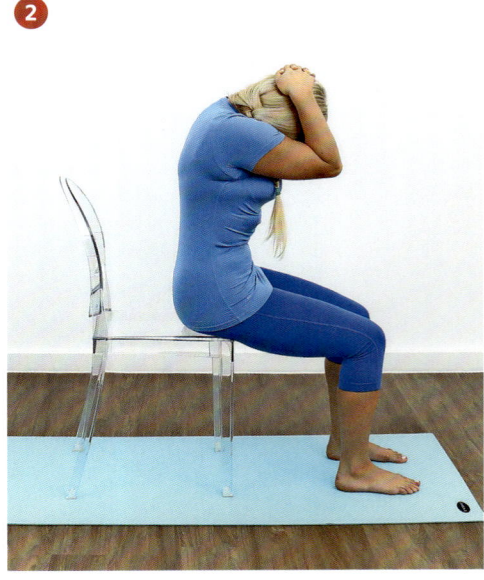

Übung 2: Schultergürtel

Ausgangsstellung: Aufrechter Sitz an der Stuhlkante mit leicht geöffneten Beinen, dabei mit den Händen an den Oberschenkeln abstützen ❶.

Ausführung: Mit der Einatmung die Schultern zu den Ohren hochziehen, in der Atempause die Spannung spüren ❷. In der Ausatmung die Schultern senken und die Schulterblätter zum Gesäß ziehen, bis eine Dehnung im Nacken spürbar ist.

Wiederholung: Zehnmal im Atemfluss, im Anschluss zwanzigmal langsames Schulterkreisen in möglichst weiten Kreisen.

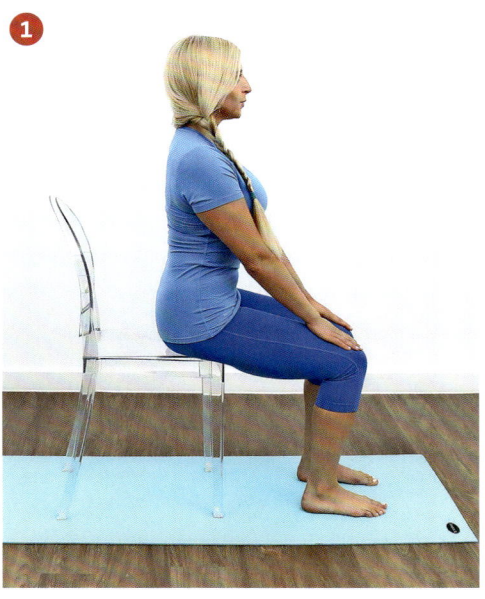
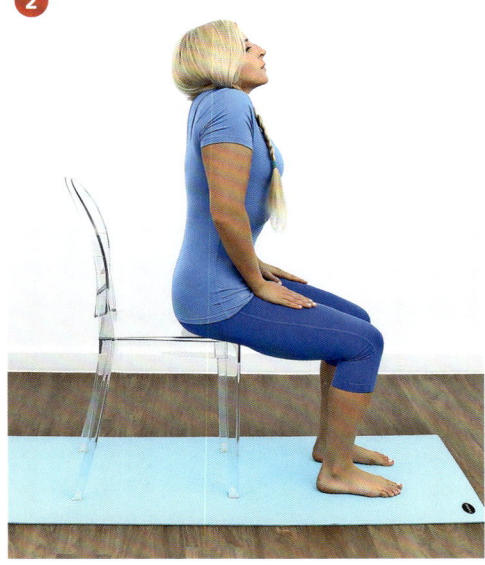

Übung 3: Brustwirbelsäule

Ausgangsstellung: Aufrechter Sitz an der Stuhlkante mit leicht geöffneten Beinen. Hände vor der Brust im festen „Shaolingriff", das heißt: Linke Hand fäusten, die rechte umschließt die Faust und die Hände, dabei gegeneinanderdrücken, so dass Spannung im Brust und Bauchbereich spürbar ist ❶.

Ausführung: Mit der Einatmung so weit wie möglich nach rechts rotieren und so weit wie möglich hinter die rechte Schulter schauen ❷. Die Beine bleiben dabei stabil stehen, die Knie zeigen weiterhin nach vorne. Mit der Ausatmung zurückdrehen. Mit der nächsten Einatmung zur anderen Seite drehen.

Wiederholung: Pro Seite mindestens fünfmal, besser sind zehnmal pro Seite.

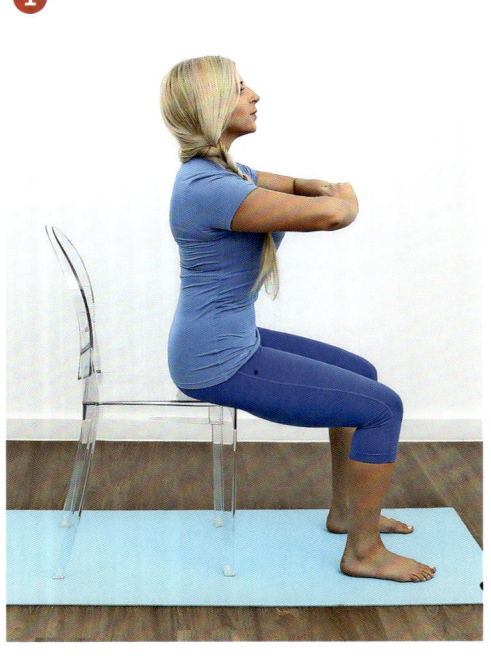
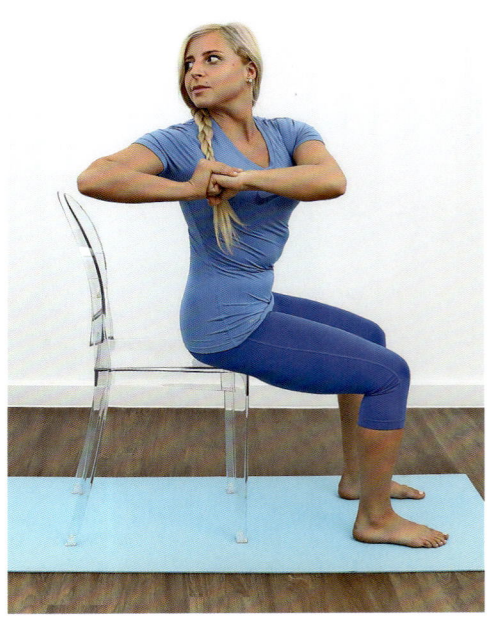

Übung 4: Lendenwirbelsäule

Ausgangsstellung: Aufrechter Sitz an der Stuhlkante mit leicht geöffneten Beinen. Die Arme sind vor der Brust verschränkt und die Hände liegen auf den Schultern auf. Die Schultern hängen entspannt.

Ausführung: Mit der Einatmung aus dem Becken aufrichten, aufrollen (ins Hohlkreuz gehen) so weit, bis die Ellbogen zur Decke zeigen. Der Blick ist auch zur Decke gerichtet ❶. Mit der Ausatmung langsam ab dem Schultergürtel abrollen, bis die Ellbogen und der Blick zum Boden weisen ❷. Rollen Sie ganz bewusst Wirbel für Wirbel auf und wieder ab.

Wiederholung: Mit der langsamen Atmung zehnmal wiederholen.

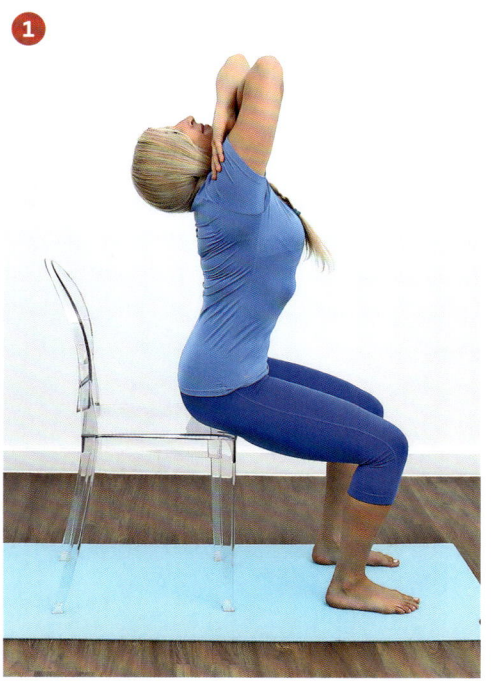
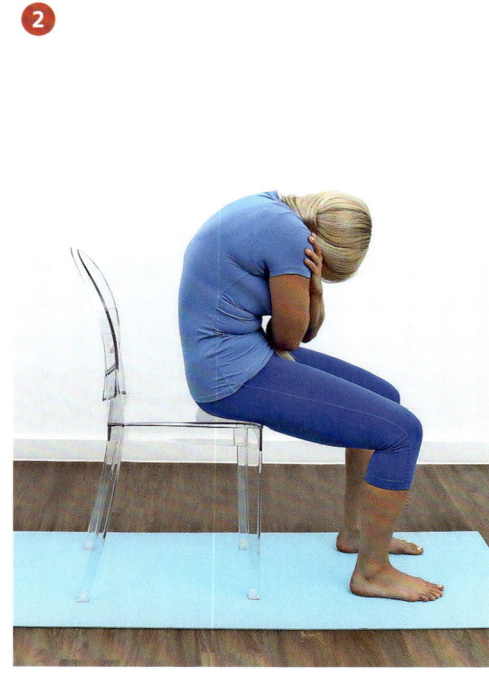

Übung 5: Streckung und Beugung der gesamten Wirbelsäule

Ausgangsstellung: Aufrechter Sitz an der Stuhlkante mit leicht geöffneten Beinen.

Ausführung: Mit der Einatmung die Arme anheben und maximal Richtung Decke langstrecken. Der Blick geht dabei nach oben ❶. Mit der Ausatmung hinunterneigen, den Kopf hängen lassen und das Kinn an die Brust nehmen. Die Hände locker Richtung Boden fallen lassen ❷.

Wiederholung: Zehnmal im langsamen Atemfluss.

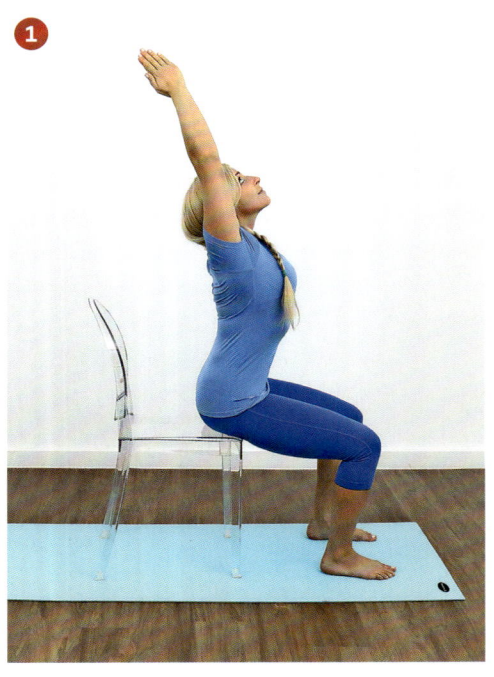
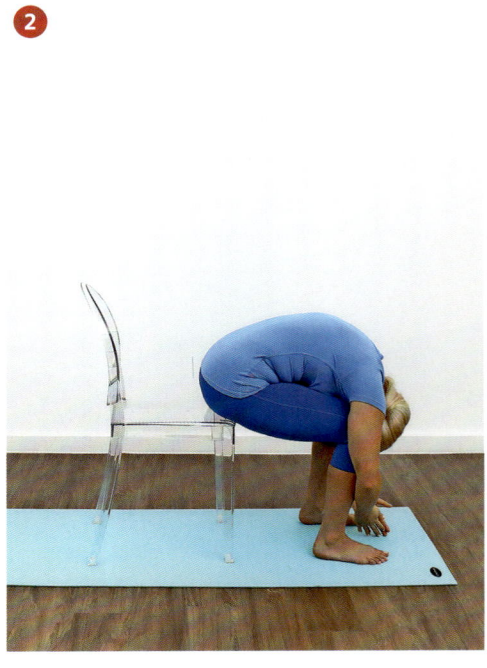

Übung 6: Seitneigung der gesamten Wirbelsäule

Ausgangsstellung: Aufrechter Sitz an der Stuhlkante mit leicht geöffneten Beinen. Die Arme sind weit angehoben und soweit wie möglich hinter die Ohren gezogen, dabei die Handflächen gegeneinanderdrücken.

Ausführung: Mit der Einatmung nach rechts seitneigen, bis ein Zug entlang der geöffneten Rumpfseite spürbar wird ❶. Zur Intensivierung die linke Pobacke, die Gegenseite also, in den Stuhl schieben. Mit der Ausatmung zurückkommen in die Ausgangsstellung, den aufrechten Sitz ❷. Mit der nächsten Einatmung zur Gegenseite nach links beginnen.

Wiederholung: Mindestens fünfmal im Wechsel pro Seite, optimal sind zehnmal pro Seite.

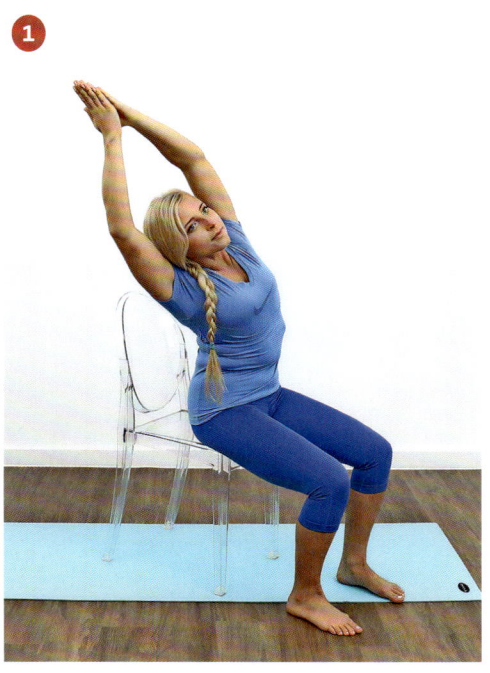
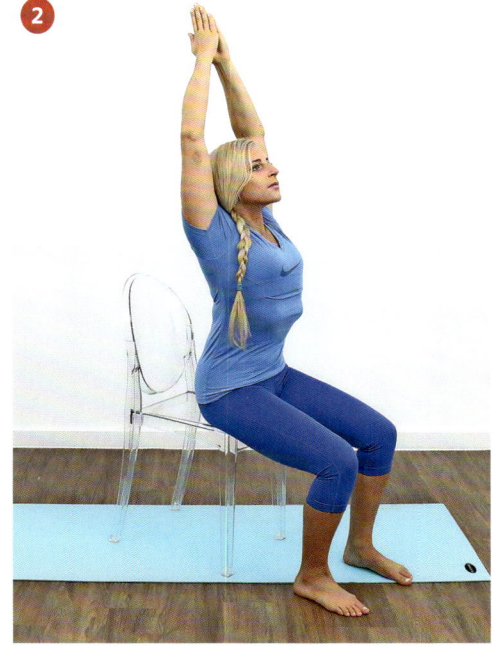

Kräftigung des Rumpfes

Übung 1: Die gerade Bauchmuskulatur

Ausgangsstellung: Aufrechter Sitz an der Stuhlkante mit leicht geöffneten Beinen. Hände vor der Brust im festen „Shaolingriff" (linke Hand fäusten, die rechte umschließt die Faust, die Hände dabei gegeneinanderdrücken, so dass Spannung im Brust- und Bauchbereich spürbar ist).

Ausführung: Mit der Ausatmung das rechte Knie so nah wie möglich zu den Unterarmen hochziehen und bei Kontakt gegen die Unterarme drücken. Darauf achten, dass die Wirbelsäule gerade bleibt ❶. Mit der Einatmung das Bein zurückführen zur Ausgangsstellung und mit der nächsten Ausatmung das linke Knie hochziehen ❷.

Wiederholung: Je Seite mindestens fünfmal im Rhythmus der Atmung, optimal sind zehnmal.

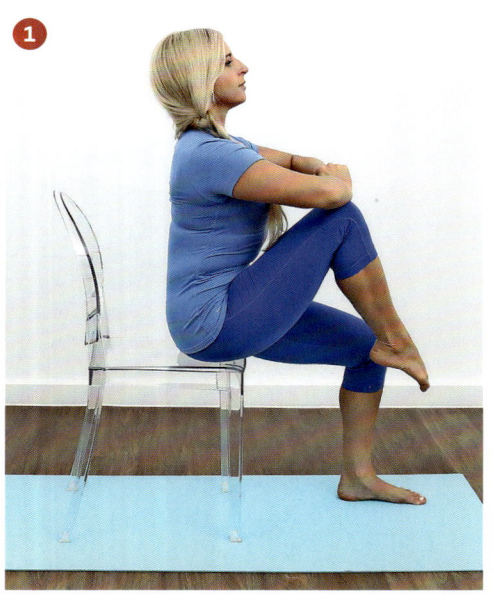

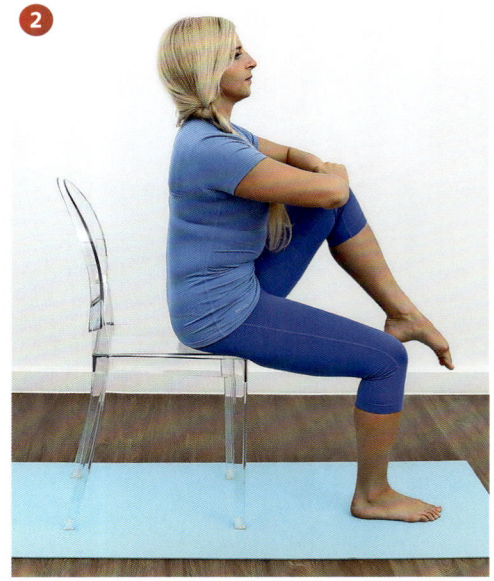

Übung 2: Die schräge Bauchmuskulatur

Ausgangsstellung: Aufrechter Sitz an der Stuhlkante mit leicht geöffneten Beinen. Hände vor der Brust im festen „Shaolingriff" (siehe Übung 1).

Ausführung: Mit der Einatmung so weit wie möglich nach rechts rotieren und so weit wie möglich hinter die rechte Schulter schauen. Am Ende der Rotation das rechte Knie zur Brust hochziehen. Das andere Bein bleibt dabei stabil stehen, das Knie zeigt weiterhin nach vorne ❶. Mit der Ausatmung zurückdrehen und das rechte Bein wieder abstellen. Mit der nächsten Einatmung zur anderen Seite ❷.

Wiederholung: Pro Seite mindestens fünfmal, optimal sind zehnmal pro Seite.

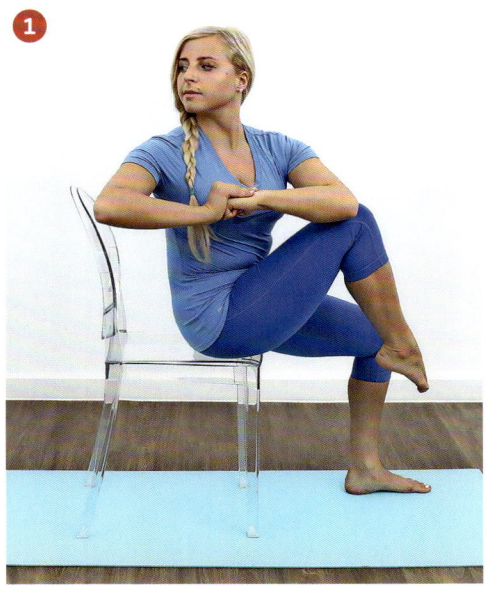
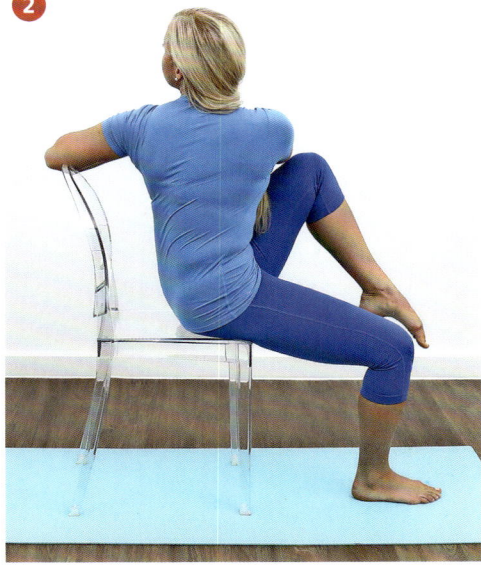

Übung 3: Rumpf-und Beckenmuskulatur im Stand I

Ausgangsstellung: Standposition (wenn möglich barfuß) mit aufrechter Haltung der Wirbelsäule. Freier Stand oder hinter dem Bürostuhl, so dass man sich an der Rückenlehne festhalten kann. Auf eine aufrechte Körperhaltung achten. Das linke Bein bleibt als Standbein stehen.

Ausführung: Mit der Ausatmung das rechte Knie anheben und zur Brust heranziehen. Bauchnabel dabei einziehen ❶.

Mit der Einatmung das Bein nach hinten führen und sowohl das Knie als auch die Hüfte maximal in Streckung bringen. Darauf achten, dass die Wirbelsäule weiterhin aufrecht bleibt ❷.

Wiederholung: Zehnmal pro Seite.

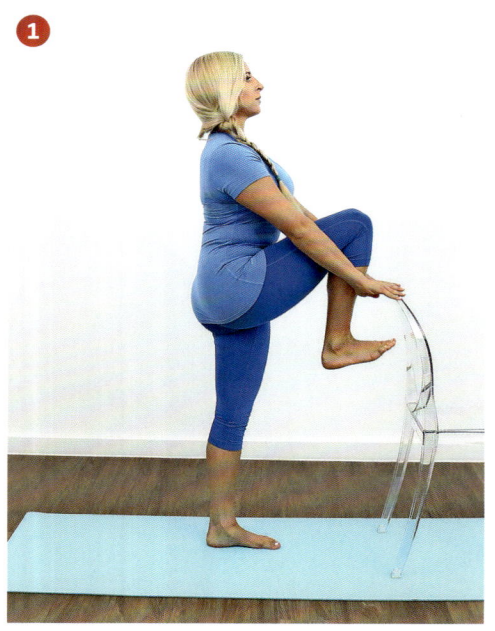
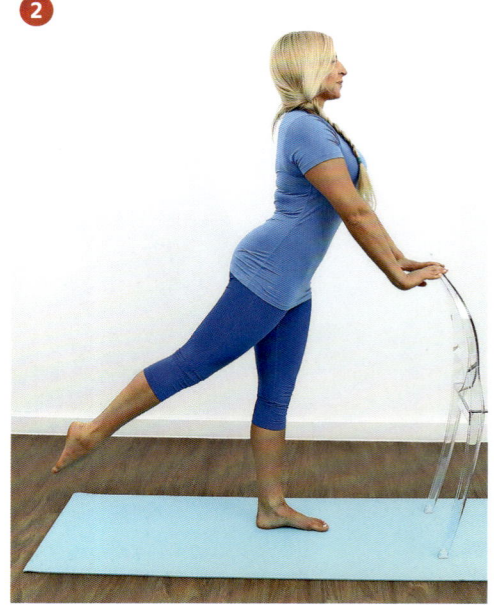

Übung 4: Rumpf- und Beckenmuskulatur im Stand II

Ausführung: Wie unter Übung 4 beschrieben, nur in der Einatmung das Bein diesmal zur Seite maximal anheben bzw. abspreizen. Das Knie bleibt dabei gestreckt ❶.

Wiederholung: Zehnmal pro Seite.

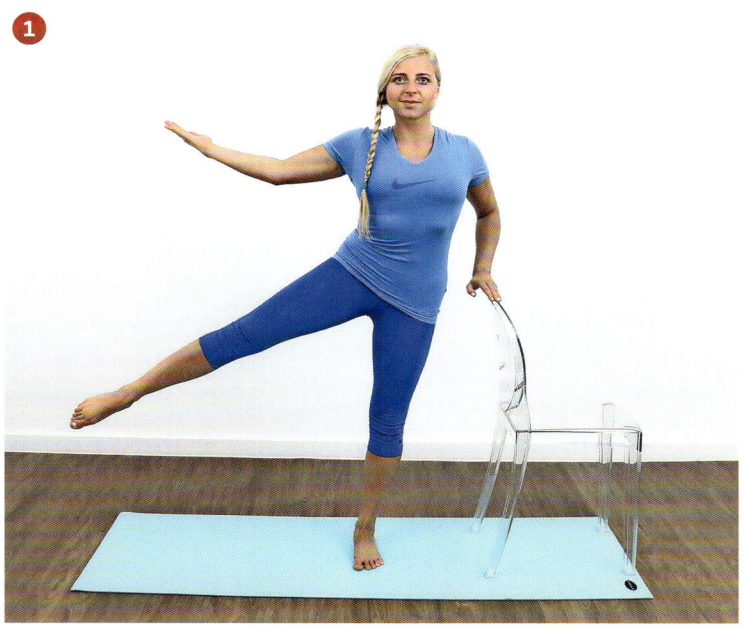

Die Wahrnehmung auf die Füße lenken

Um die Wahrnehmung zurück auf unsere oft vernachlässigten Füße zu lenken, ist es hilfreich, dass Sie nicht nur barfuß gehen, sondern insgesamt die Schuhe so häufig wie möglich auszuziehen. Sitzen Sie im Büro auch mal nur in Socken an Ihrem Schreibtisch und geben Sie Ihren Füßen so mehr Frei- und Spielraum.

Ideal ist es, wenn Sie sich einen Tennisball oder einen festen Igelball anschaffen. Mit dem Igelball können Sie während der Arbeit wunderbar Ihr Fußgewölbe massieren. Durch seine Noppen dringt er in tiefere Gewebeschichten ein, und Sie erhalten den Effekt einer tiefgehenden Fußreflexzonenmassage.

Das Ziel der folgenden Fußübungen ist es, unsere Aufmerksamkeit auf unsere Füße zurückzulenken, um eine verspannte Fußmuskulatur zu entlasten und zu entspannen und mehr Beweglichkeit zu schaffen sowie eine kraftvolle Fuß- und Beinmuskulatur aufzubauen.

Übung 1: Schulung der Wahrnehmung I
Ausgangsstellung: Im aufrechten Sitz oder Stand.
Ausführung: Lassen Sie Ihre Füße mit dem Ball spielen, ihn hin und her rollen, während Sie beschäftigt sind. Das entspannt nicht nur die Fußmuskeln, sondern verbessert zugleich die Durchblutung der Füße, baut Stress ab und steigert die Konzentrationsfähigkeit. Außerdem können Sie sich zwischendurch für jeden Fuß Zeit nehmen und ihn bewusst ausrollen: Die gesamte Fußsohle – Vorfuß, Ferse und die Innenseite, also das Längsgewölbe, und die Außenseite (**1**, **2**, **3**) – profitiert davon!
Dauer: Mindestens zwei Minuten pro Fuß.

Die Wahrnehmung auf die Füße lenken 87

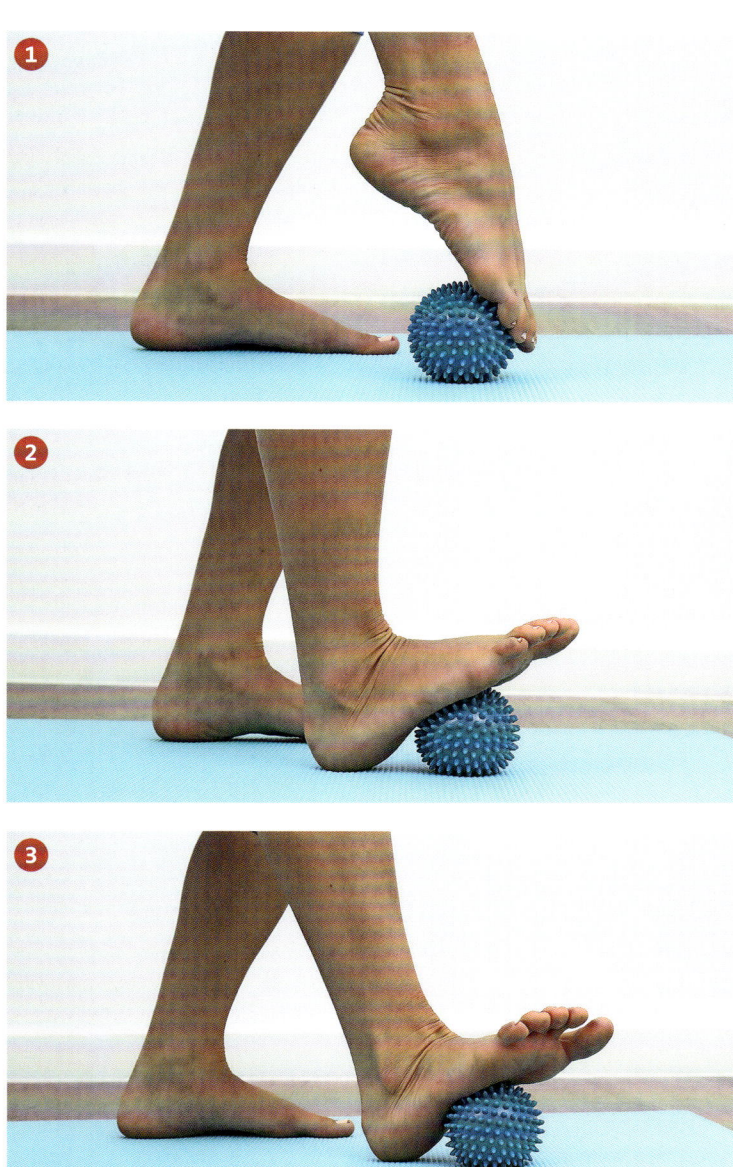

Übung 2: Schulung der Wahrnehmung II

Ausgangsstellung: Im aufrechten Sitz.

Ausführung: Wenn Sie einen besonders schmerzhaften, verspannten Punkt gefunden haben, lassen Sie Ihren Fuß darauf ruhen und bauen Sie noch mehr Druck auf – entweder über Ihr Bein oder über das Gewicht des Oberkörpers. Verharren Sie an diesem Punkt, bis der Schmerz langsam nachlässt. Meistens ist es die Innenseite, die empfindlich ist, nehmen Sie sich also Zeit, um das dortige Gewebe zu lockern. Sie werden die Vier-Punkte-Auflage (siehe S. 33) anschließend viel deutlicher und gleichmäßiger spüren!

Wenn Sie die Übung intensivieren möchten, können Sie sie im Stand ausführen. Dann haben Sie gleich ein Balance- und Fußtraining für das Standbein dabei, während der andere Fuß den Ball ausrollt bzw. massiert wird ❶. Nehmen Sie sich nach jedem Bein noch einmal Zeit nachzuspüren, wie sich der Stand und das Gefühl des Fußgewölbes verändert haben. Genießen Sie nach beiden Beinen den weichen, bewussten Stand und den federleichten Gang.

Dauer: Mindestens zwei Minuten pro Fuß.

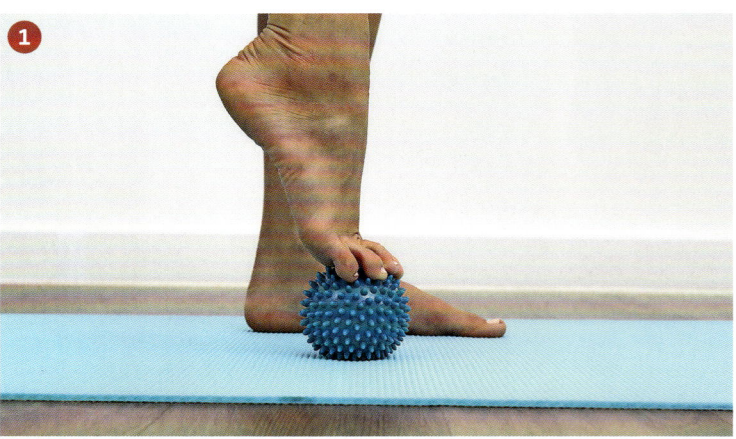

Übung 3: Dehnung des Vorfußes

Ausgangsstellung: Im aufrechten Sitz beide Füße gleichzeitig oder im Stehen einen Fuß nach dem anderen.

Ausführung: Zehen heben und fäusten, also so weit wie möglich zusammenrollen, und auf den gekrümmten Zehen abstellen. Versuchen Sie den Rest des Fußes so aufgerichtet wie möglich zu halten. Spüren Sie die Dehnung auf dem Fußrücken und halten Sie sie mindestens fünf Atemzüge lang ❶. Bewegen Sie Ihre Zehen anschließend zwanzigmal bewusst durch, spreizen Sie sie auf, fäusten sie – und spüren Sie nach, wie beweglich Ihr Fuß nun ist und wie frei er sich anfühlt.

Wiederholung: Je Fuß fünfmal.

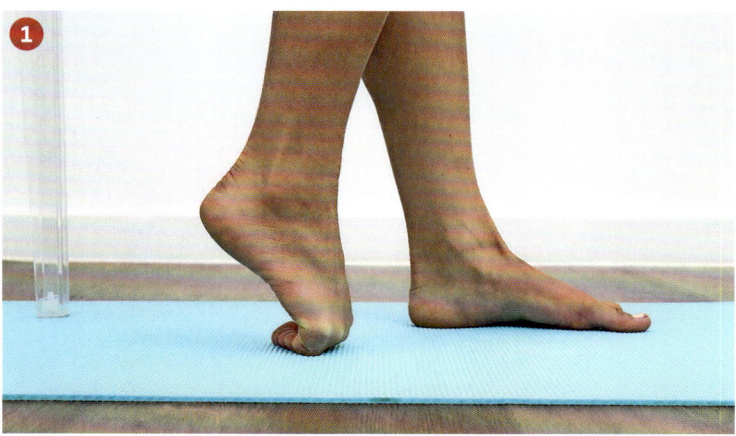

Übung 4: Fußrollen im Stand

Diese Übung regt die Wadenmuskelpumpe oder Venenpumpe an, verbessert die gesamte Durchblutung der Beine und macht die Faszien geschmeidiger. Sie lässt sich sehr gut in den Alltag integrieren, zum Beispiel morgens und abends beim Zähneputzen oder zwischendurch im Büro, um einen Ausgleich zum monotonen Sitzen zu schaffen, die Durchblutung der Beine anzuregen und vor allem die Fußmuskulatur und Beinachse zu harmonisieren.

Ausgangsstellung: Aufrechter Stand, die Füße sind hüftbreit aufgestellt.

Ausführung: Rollen Sie sich so weit auf den Vorderfuß, bis die Spannung in der Wade spürbar ist ❶, halten Sie einen Moment ❷ und rollen Sie dann langsam und gleichmäßig wieder ab.

Wiederholung: Mindestens zwanzigmal bzw. 30 Sekunden.

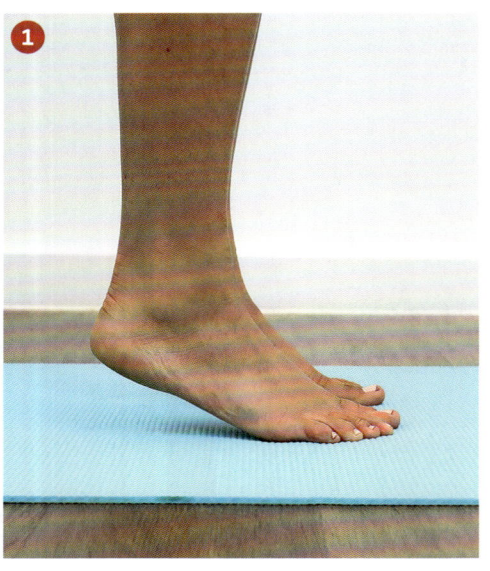
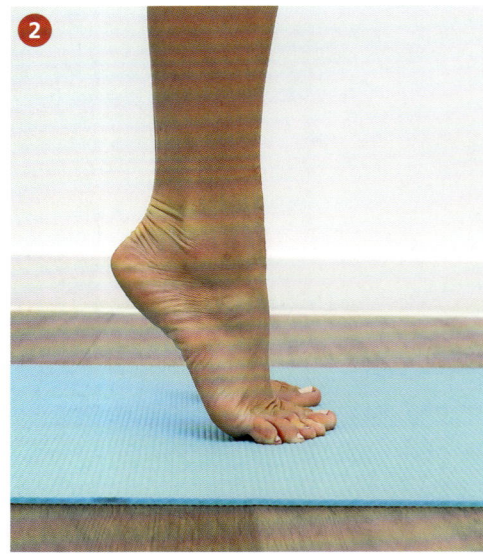

Übung 5: Dehnung im Stand

Als Gegenübung dehnen Sie im Anschluss den Vorfußbereich und verbessern dadurch die Beweglichkeit der Zehengelenke.

Ausgangsstellung: Aufrechter Stand, die Füße sind hüftbreit aufgestellt.

Ausführung: Fäusten Sie die Zehen Ihres rechten Fußes und stellen Sie sie auf dem Boden ab. Verlagern Sie nun langsam Ihr Gewicht auf diese Seite und steigern Sie damit den Druck (Vorsicht bei Arthrose und Hallux valgus!) Versuchen Sie dann, Sprunggelenk und Knie in eine Linie zu bringen, so dass die Schienbeinmuskeln auch gedehnt werden ❶. Dann die Seite wechseln.

Wiederholung: Jede Seite einmal, jeweils mindestens fünf Atemzüge halten.

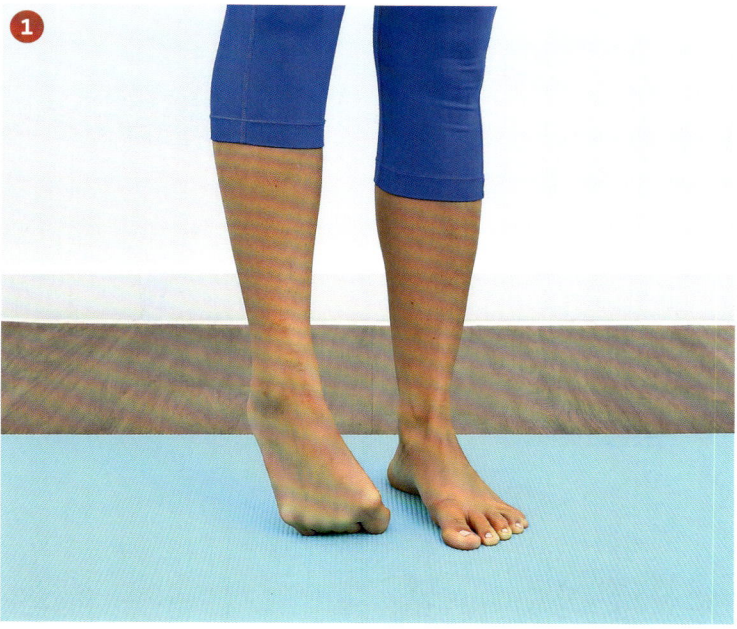

Übung 6: Beweglichkeit von Zehengelenken und Vorfuß

Diese Übung können Sie morgens im Bett, abends vor dem Einschlafen oder auch beim Fernsehen auf dem Sofa machen. Dadurch, dass man liegt, ist der Körper entspannt, und Sie können sich vollkommen auf Ihre Füße und die Bewegungsausführung konzentrieren. Kein Körpergewicht wirkt auf die bewegten Strukturen ein, also können sich die Muskeln gut entspannen und der Bewegungsraum der Gelenke erweitert werden.

Ausgangsstellung: Entspannt in Rückenlage oder im aufrechten Langsitz, die Beine etwas weiter als hüftbreit, so dass Gesäß- und Hüftmuskeln entspannt sind.

Ausführung: Mit der Einatmung die Zehen weit spreizen, bis Sie den Zug zwischen jedem Zeh spüren, in der Atempause einen Moment halten ❶. Mit der Ausatmung zur Faust rollen, bis Sie die Kraft in der Fußsohle spüren ❷.

Wiederholung: Je Fuß zehnmal oder insgesamt zwei Minuten.

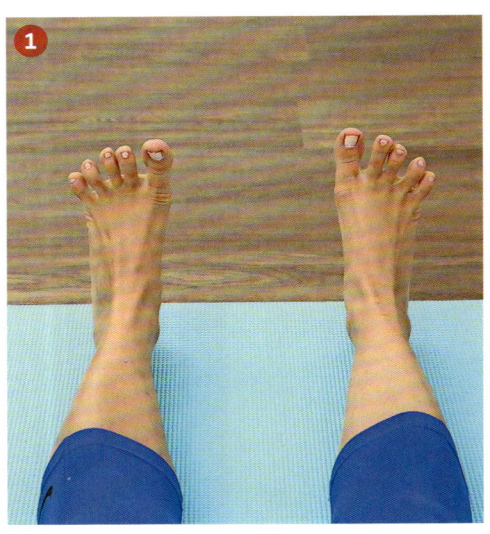
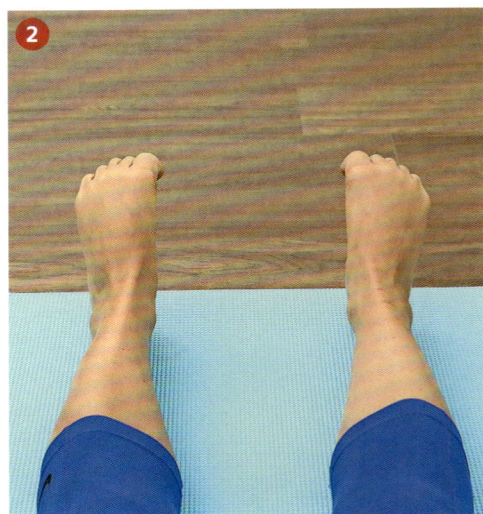

Übung 7: Beweglichkeit von Sprunggelenk und Unterschenkelmuskulatur I

Wer abends müde oder geschwollene Beine und Füße hat, kann mit dieser Übung Abhilfe verschaffen. Diese Übung dient der Mobilisation der Sprunggelenke und der Dehnung von Schienbein- und Wadenmuskulatur. Sie wirkt auch auf die Wadenmuskelpumpe, steigert also die Durchblutung und unterstützt die Gefäße.

Ausgangsstellung: Entspannt in Rückenlage oder im aufrechten Langsitz, die Beine etwas weiter als hüftbreit, so dass Gesäß- und Hüftmuskeln entspannt sind.

Ausführung: Mit der Einatmung den Fuß maximal wegstrecken, bis die Dehnung im Schienbeinmuskel spürbar ist ❶. In der Atempause einen Moment halten und die Dehnung spüren. Mit der Ausatmung den Fuß maximal zum Schienbein anziehen, bis der Zug in der Wade spürbar ist ❷.

Nach einigen Wiederholungen die Dehnung in der Einatemphase steigern, indem Sie zusätzlich zur Streckung am Ende die Zehen fäusten und somit den Zug über den Fußrücken verstärken.

Wiederholung: Je Fuß zehnmal oder insgesamt zwei Minuten bei gleichmäßiger Atmung.

❶
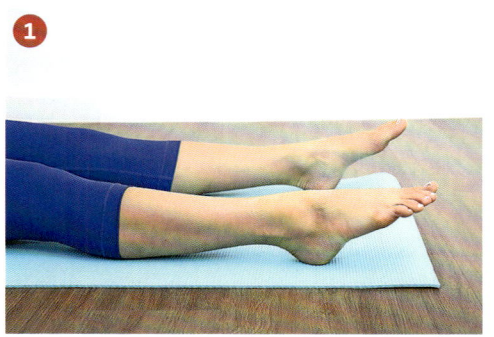

❷
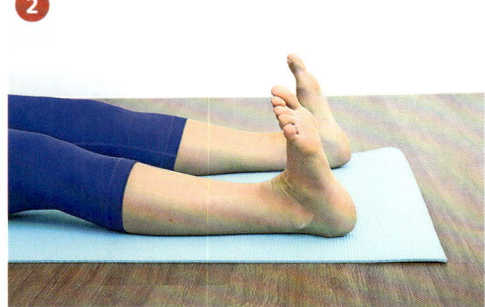

Übung 8: Beweglichkeit von Sprunggelenk und Unterschenkelmuskulatur II

Hier kommt noch eine Bewegungsebene hinzu, die die Außenbänder aufdehnt und die Sprunggelenke mobilisiert.

Ausgangsstellung: Wie in Übung 7.

Ausführung: In der Einatmung, wenn der Fuß in maximaler Streckung ist, die Zehen fäusten ❶, dann den Fuß nach innen ziehen, bis der Zug am Außenknöchel zunimmt und die Dehnung am Wadenbein hochzieht ❷. In der Ausatmung die Füße in die Ausgangsstellung zurückbewegen.

Wiederholung: Je Fuß zehnmal oder insgesamt zwei Minuten bei gleichmäßiger Atmung.

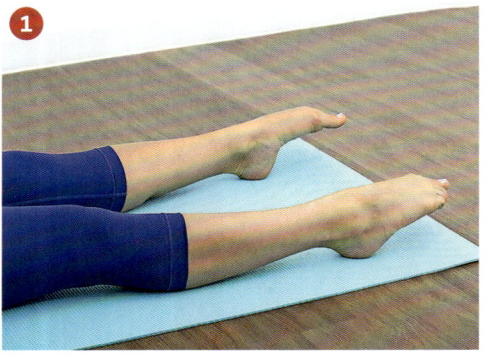

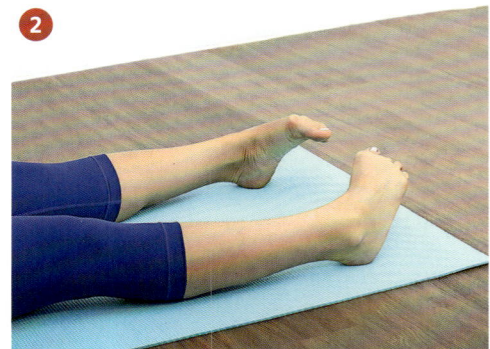

Übung 9: Fußkreisen

Mit dieser Übung lösen Sie verklebte Verbindungen zwischen den Muskelschichten und den Faszien der Schienbein- und Wadenmuskulatur.

Ausgangsstellung: In Rückenlage mit etwas weiter als hüftbreit gespreizten Beinen.

Ausführung: „Zeichnen" Sie nur aus den Sprunggelenken mit den Füßen große Kreise, als ob der Zeh ein Stück Kreide wäre ❶. Das Hüftgelenk bleibt ruhig. Den gesamten Bewegungsradius ausnutzen und so rund und gleichmäßig wie möglich kreisen.

Beginnen Sie mit der Außenrotation, also den rechten Fuß im Uhrzeigersinn, dann gehen Sie in die Innenrotation, also umgekehrt. Dann wechseln Sie zum linken Fuß.

Beginnen Sie langsam und bewusst, so dass Ihr Körper die maximale Bewegung des Gelenkes ausnutzt, und steigern dann das Tempo, so dass es in der Muskulatur spürbarer wird und die einzelnen Muskeln des Schienenbeins und der Wade den Bewegungsablauf koordinieren und harmonisieren müssen. Danach Richtung wechseln und nach innen kreisen.

Dauer: Mindestens eine Minute pro Fuß: 30 Sekunden langsam, dann 30 Sekunden schneller.

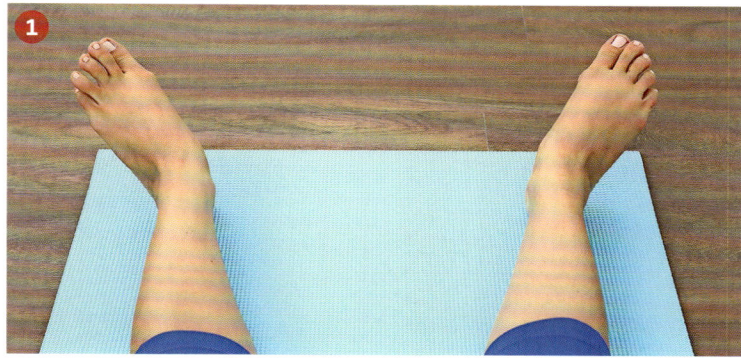

Das Fasziensystem

Sanfte Übungen für die Akutphase

Hier folgen Übungen, die Sie in der Akutphase machen können, wenn der höllische Schmerz in den Rücken schießt. Sie entlasten das Nervensystem und lösen die Faszien langsam bzw. „programmieren" sie wieder gleichmäßig. Ziel ist es auch, einen möglichen Dominoeffekt zu stoppen, so dass sich die Probleme nicht wie in einer Kettenreaktion durch den Körper fortsetzen.

Bitte führen Sie die Übungen immer mit Achtsamkeit und bewusst mit dem Atemfluss durch. Jede der Übungen lenkt Ihren Fokus wieder auf Ihren Körper, schult Ihre Wahrnehmung und Ihr Bewusstsein für Ihre individuellen Schwachstellen und Bedürfnisse.

Übung 1: Stimulation der Faszien

Um die Lendenwirbelsäule zu entlasten, eignet sich die Stufenbettlagerung.
Ausgangsstellung: Auf dem Rücken liegend die Beine am besten auf einem Stuhl oder auf gestapelten Kissen ablegen, so dass die Beine einen 90-Grad-Winkel haben.
Ausführung: In dieser Lagerung machen Sie die Übungen aus den Abschnitten „Kräftigung des Rumpfes" (S. 82) und „Die Wahrnehmung auf die Füße lenken" (S. 86), die sich für die Rückenlage eignen.

Wichtig aber ist vor allem, dass Sie, die Hände auf dem Bauch, gezielt in den Bauch einatmen wie in den Atemübungen auf S. 72 geschildert, so dass der Körper wieder besser mit Sauerstoff versorgt wird und das vegetative Nervensystem über die Kontrolle und Vertiefung der Atmung heruntergefahren werden kann ❶.

Zusätzlich kann in dieser Position ein Tennisball oder Igelball zum Massieren der Faszien genommen werden. Hierzu positionieren Sie den Ball unter die schmerzhafte Region, also die Gesäßhälfte, das Kreuz, die untere Wirbelsäulenmuskulatur oder zwischen die Schulterblätter, und rollen leicht über den Bereich ❷. Versuchen Sie bewusst die Spannung loszulassen und in den Ball einzusinken.

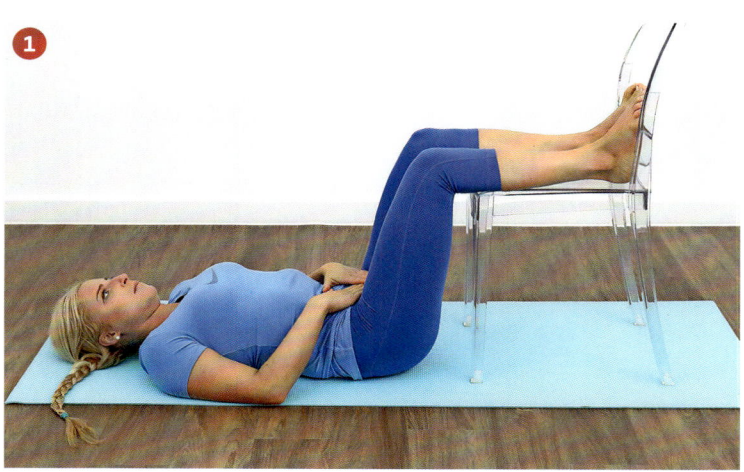

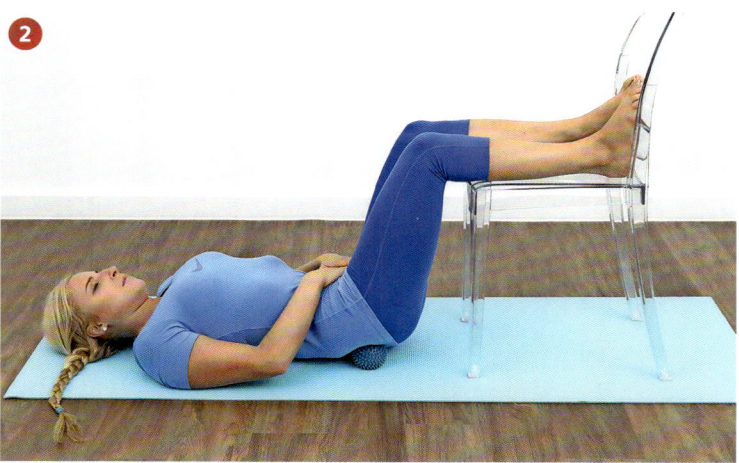

Übung 2: Langsame Mobilisation durch Fasziengleiten

Diese Übung ist hilfreich bei Schmerzen, die ins Gesäß und ins Bein ziehen.

Ausgangsstellung: Stufenbettlagerung wie in Übung 1.

Ausführung: Ein Bein gestreckt mit der Einatmung so nah wie möglich zum Bauch ziehen ❶, dann mit der Ausatmung wieder zurückführen in die 90-Grad-Stellung.

Wiederholung: Mindestens fünfmal pro Seite.

Sie können die Übung nach fünf bis zehn Wiederholungen steigern: Ziehen Sie jetzt das Bein maximal heran und umfassen es mit den Armen ❷. Beinmuskulatur entspannen, so dass die Arme das Halten des gestreckten Beines übernehmen. Mit der nächsten Einatmung über die Arme das Bein noch näher heranziehen und mit der Ausatmung den Fuß in Richtung Nase beugen ❸.

Halten Sie die Stellung mindestens zehn Atemphasen bzw. eine Minute und versuchen Sie mit jeder Einatmung, das Bein noch einen Millimeter näher zum Körper zu bekommen (ohne Reißen!). Atmen Sie bewusst in den hinteren Oberschenkel und den Dehnungsschmerz. Danach das Bein wechseln.

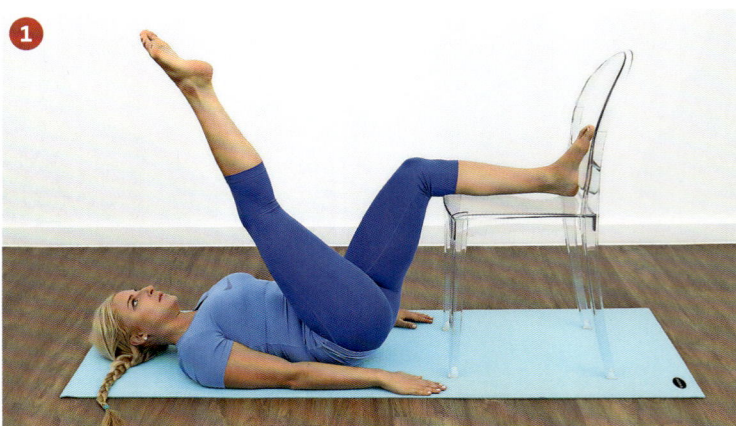

Sollten Sie mit den Armen nicht ans Bein herankommen, nehmen Sie einen Gürtel oder ein Handtuch zu Hilfe.

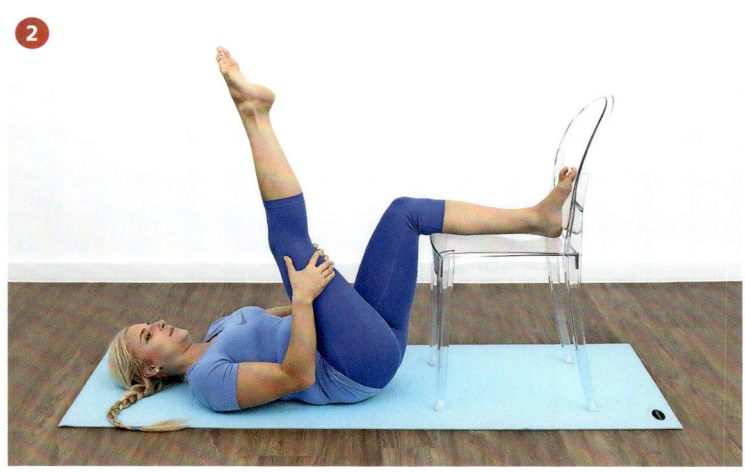

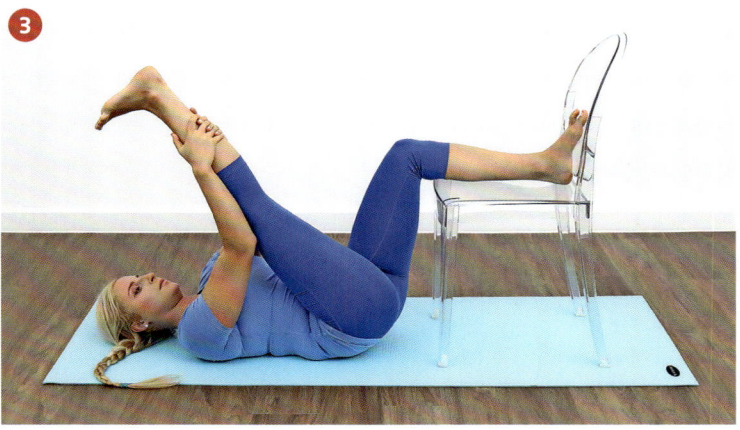

Übung 3: Faszialer Spannungsaufbau

Nach der Lösung von verklebten Regionen kann man die Faszien wunderbar "neu programmieren" durch bewusste neuronal gesteuerte Bewegungsprinzipien, in denen Muskelschlingen und -ketten und Faszienstränge gezielt angesteuert werden.

Ausgangsstellung: Stufenbettlagerung wie Übung 1. Die Fersen sind aufgestellt, der Rest des Fußes ist hochgeklappt ❶.

Ausführung: Mit den Fersen und dem gesamten Arm von den Fingerspitzen bis zu den Ellbogen über Oberarmrückseite mitsamt Schultergürtel und Schulterblätter in die Unterlage schieben, so dass die gesamte Körperrückseite angesteuert wird.

Mit der Einatmung das Becken anheben. Am höchsten Punkt mit den Fersen nachschieben und die Pomuskeln zusammenziehen. Das Becken noch ein Stückchen höher heben, bis eine Art Krampf in der Wirbelsäulenmuskulatur spürbar wird ❷. Mit der Ausatmung wieder absenken, aber nicht vollständig ablegen.

Wiederholung: Fünf- bis zehnmal im langsamen Atemfluss.

Danach zur Entlastung beide Knie mit den Armen zum Bauch ziehen und zum „Päckchen" gerollt mindestens fünf tiefe Atemzüge entspannen und nachspüren, wie sich die Wirbelsäule anfühlt und sich der Schmerz und die Beweglichkeit verändert und verbessert haben ❸.

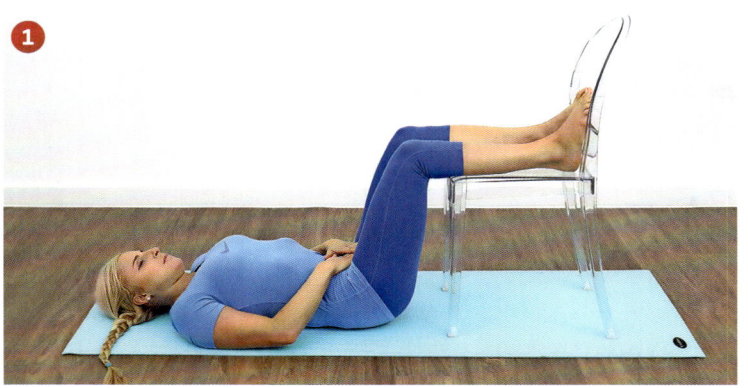

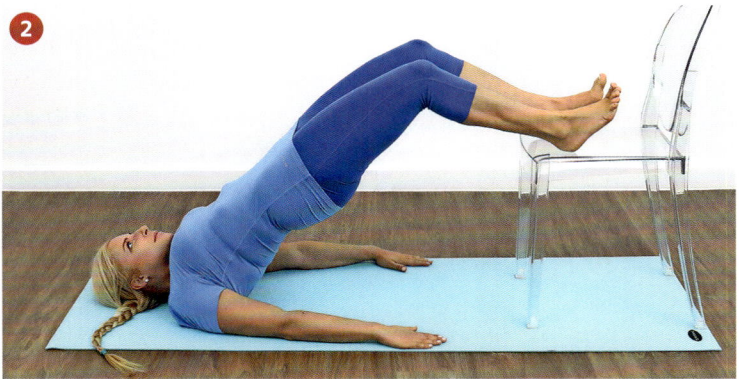

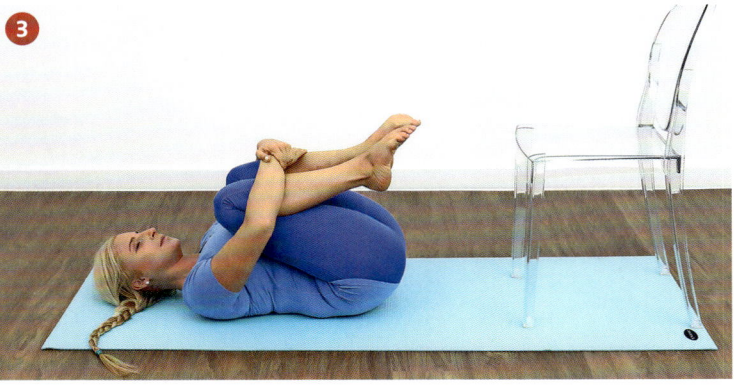

Übung 4: Entlastung der Rückenfaszie

Diese Übung lässt sich sehr gut mit einem Rizinusölwickel (siehe S. 40) kombinieren.

Ausgangsstellung: Bauchwärts über einen Stuhl legen, so dass der gesamte Bauch aufliegt. Die Knie hüftbreit unter dem Hüftgelenk auf dem Boden aufstellen, den Unterschenkel und die Füße entspannt ablegen. Den Kopf vorne über die verschränkten Arme hängen lassen bzw. die Stirn auf den Armen ablegen.

Ausführung: Bewusst tief in den Bauch atmen und die Atmung verfolgen, so dass der Bauch gegen die Unterlage drückt und Sie die Atmung im unteren Rücken und in den Flanken spüren. Es entsteht eine kleine, aber entscheidende Bewegung in der Lendenwirbelsäule. Mit der Ausatmung den Bauchnabel in Richtung Wirbelsäule ziehen und sich vorstellen, wie er von der Unterlage vollständig abhebt ❶.

Wiederholung: 20 Atemzüge bzw. zwei Minuten.

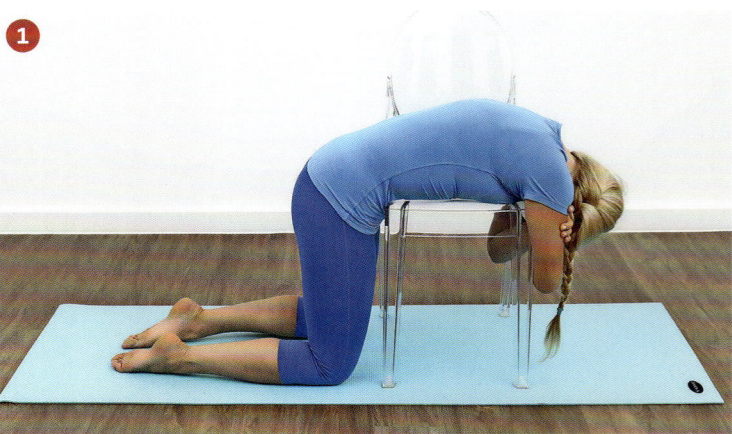

Übung 5: „Neuprogrammierung" der Rückenfaszie (4-teilige Übung)

Grundübung

Ausgangsstellung: Im Vierfüßlerstand bauchwärts über einem Stuhl, Pezziball oder im freien Vierfüßlerstand. Die Knie hüftbreit unter dem Hüftgelenk auf dem Boden aufstellen, den Unterschenkel und die Füße entspannt ablegen. Die Hände sind unter den Schultern aufgestellt, die Ellbogen leicht gebeugt. Schulterblätter in Richtung Gesäß ziehen.

Ausführung: Die Atmung tief in den Bauch und dann gezielt in den Lendenwirbelsäulenbereich lenken. Mit der Ausatmung die Arme in den Boden schieben und den Bauchnabel einziehen.

Mit der Einatmung ein Bein anheben, das Knie bleibt dabei gebeugt. Maximal hochziehen, bis Spannung in der jeweiligen Gesäßhälfte und Lendenseite spürbar ist ❶. Mit der Ausatmung zurückführen, aber nicht vollständig absetzen.

Wiederholung: Fünfmal im Atemfluss, danach zwanzigmal an der Bewegungsgrenze vorsichtig „bouncen", das heißt, schnelle Bewegungen machen, danach die Seite wechseln.

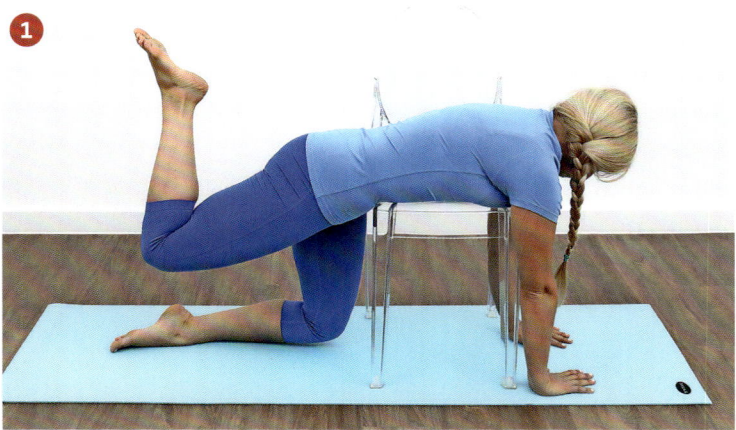

Steigerung 1
Mit der Einatmung das Bein im langen Hebel anheben, das Knie und der Fuß bleiben also gestreckt. Soweit anheben, bis es im Rückenverlauf spürbar ist, und versuchen, mindestens die Höhe zu erreichen, dass in der Endstellung eine Linie mit dem restlichen Körper gebildet wird ❶. Mit der Ausatmung zurückführen, aber nicht vollständig absetzen.
Wiederholung: Fünfmal im Atemfluss, danach zwanzigmal an der Bewegungsgrenze vorsichtig „bouncen", das heißt, schnelle Bewegungen machen, danach die Seite wechseln.

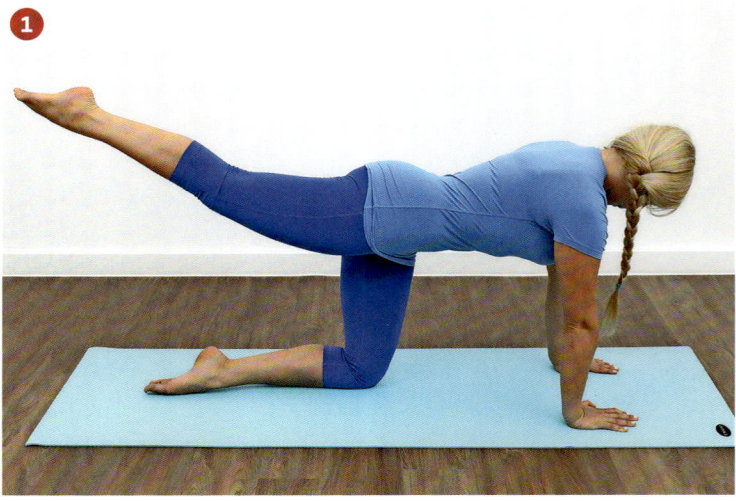

Steigerung 2

Ausgangsstellung und Ausführung wie bei Steigerung 1, nur dieses Mal das Bein nicht senkrecht nach oben anheben, sondern eine Diagonale „zeichnen". Das heißt, in der Ausatemphase das Bein beim Absenken über das abgestellte Bein kreuzen und mit der Einatmung wieder maximal nach oben anheben und nach außen abspreizen, so dass eine Diagonale entsteht ❶.

Wiederholung: Fünfmal im Atemfluss, danach zwanzigmal an der Bewegungsgrenze vorsichtig „bouncen", das heißt, schnelle Bewegungen machen, danach die Seite wechseln.

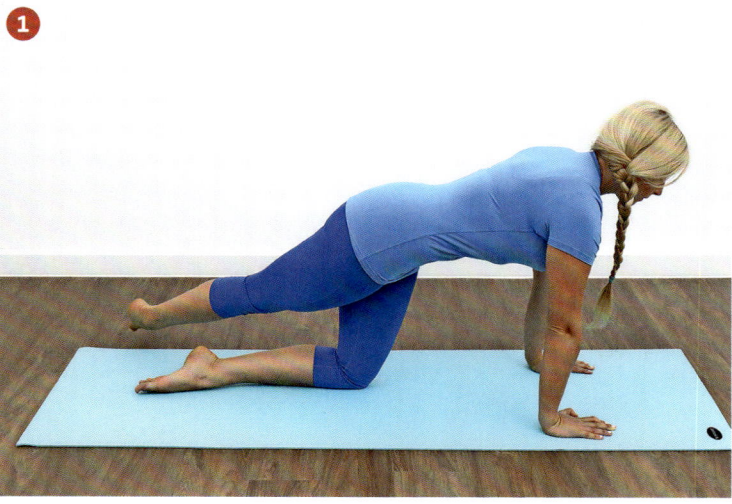

Steigerung 3
Ausgangsstellung und Ausführung wie bei Steigerung 1, nur kommt jetzt noch der Arm dazu. In der Einatmung den diagonalen Arm gestreckt maximal abheben. In der Endstellung bildet der Körper eine Linie von der hinteren Ferse bis in die Fingerspitzen ❶. In der Ausatmung Arm und Bein absenken, aber nicht absetzen. Den aufgestellten Arm in der Ausatmung in den Boden schieben und den Bauchnabel einziehen.
Wiederholung: Fünfmal im Atemfluss, danach zwanzigmal an der Bewegungsgrenze vorsichtig „bouncen", das heißt, schnelle Bewegungen machen, danach die Seite wechseln.

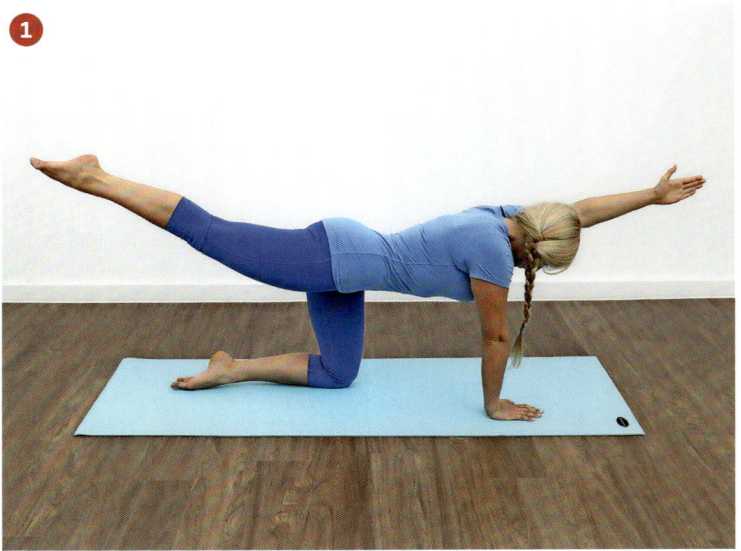

Übung 6: Aktivierung der gesamten Rückenfaszie

Ausgangsstellung: Im Vierfüßlerstand bauchwärts über einem Stuhl oder Pezziball. Die Knie hüftbreit unter dem Hüftgelenk auf dem Boden aufstellen, den Unterschenkel und die Füße entspannt ablegen. Die Hände sind unter den Schultern aufgestellt, die Ellbogen leicht gebeugt. Schulterblätter in Richtung Gesäß ziehen.

Ausführung: Mit der Einatmung beide Arme über den Kopf anheben, so dass sie hinter den Ohren sind. Weiter aufrollen, bis die Spannung im unteren Rücken und Gesäß spürbar wird ❶.

Mit der Ausatmung beide Arme absenken, mit den Händen in den Boden schieben und den Bauchnabel einziehen, so dass die Anspannung auf der Vorderseite des Körpers spürbar wird ❷.

Wiederholung: Zehnmal im langsamen Atemfluss.

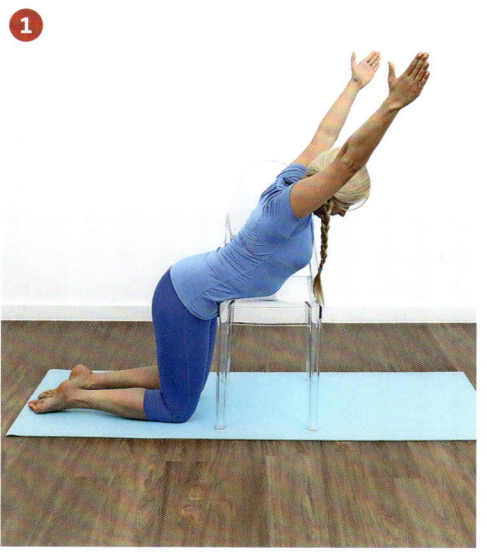
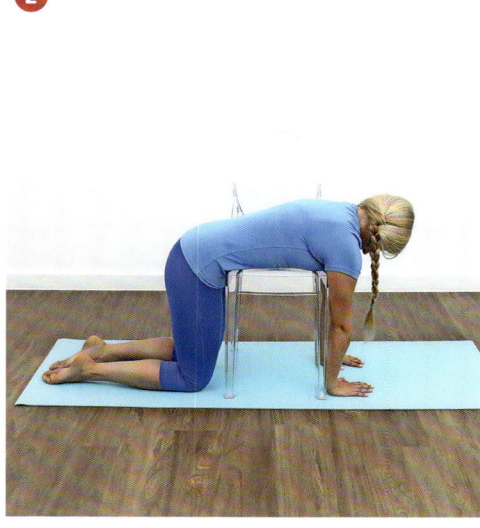

Übungen für morgens und abends

Die folgenden Übungen eignen sich besonders für morgens vor dem Aufstehen, um „in Fahrt" zu kommen, sowie abends vor dem Schlafengehen, um nach einem langen Tag die Hüfte zu lösen und die Muskeln, die über die Hüfte Probleme am Rücken auslösen können, zu entspannen. Zusätzlich kann man damit Dysbalancen in der Qualität der Beweglichkeit in beiden Hüften ausgleichen.

Übung 1: Lösung von Hüfte und Leiste (3-teilige Übung)

Teil 1

Ausgangsstellung: Rückenlage, die Beine etwas weiter als hüftbreit geöffnet, die Füße angezogen zum Schienenbein, so dass eine Dehnung in der Wade entsteht.

Ausführung: Mit der Einatmung die Beine nach außen rotieren und versuchen, mit der Kleinzehenseite am Boden anzukommen. Spüren Sie in die Leiste und Hüfte und vergleichen Sie, ob es einen Unterschied gibt, also ob sich eine Seite weniger gut nach außen öffnet ❶.

Mit der Ausatmung die Beine nach innen rotieren und versuchen, mit dem großen Zeh innen anzukommen. Auch hier hineinspüren, ob es einen Seitenunterschied gibt ❷.

Wiederholung: Je Fuß zehnmal im Atemfluss.

Übungen für morgens und abends 109

1

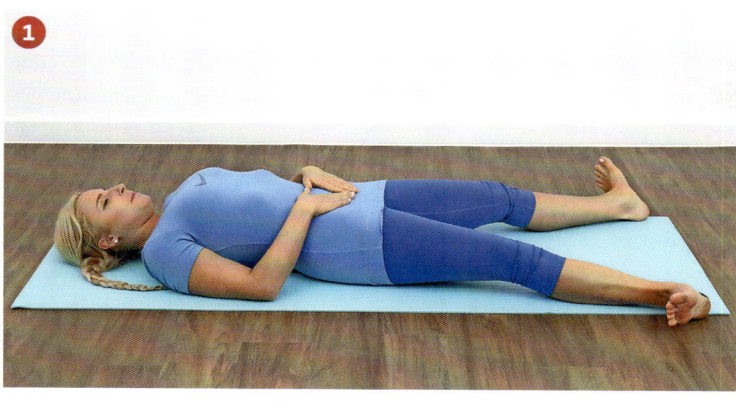

2

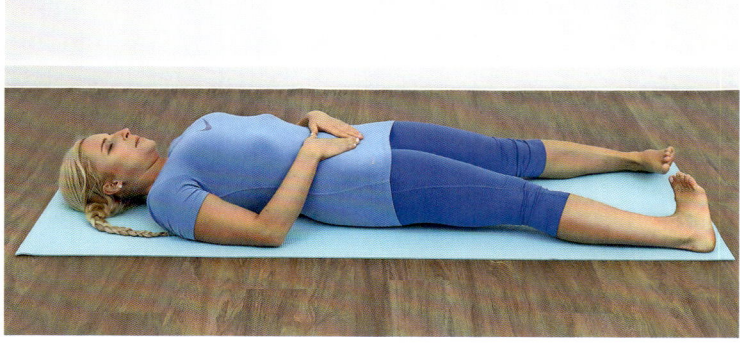

Teil 2
Ausgangsstellung: Rückenlage, Knie gebeugt und zum Bauch angezogen. Die Hände ruhen auf den Knien, die Beine sind entspannt und werden mithilfe der Arme in Position gehalten ❶.
Ausführung: Mit der Einatmung die Beine vom Körper wegschieben und maximal nach außen öffnen ❷. Mit der Ausatmung von der gespreizten Stellung zurückkommen in die Ausgangsstellung. Die Bewegung sollte fließend und „rund" sein, als ob Sie mit einem großen Löffel im Kochtopf rühren würden. Die Bewegung wird über die Arme ausgeführt und ähnelt der beim Brustschwimmen. Hineinspüren, ob es in beiden Richtungen „rund" läuft, ob es einen Seitenunterschied gibt und wie er sich verbessert.
Wiederholung: Mindestens zwanzigmal, damit der Stoffwechsel in der Hüfte angeregt wird, der Knorpel geschmiert wird und sich die Muskulatur und Bänder lockern.

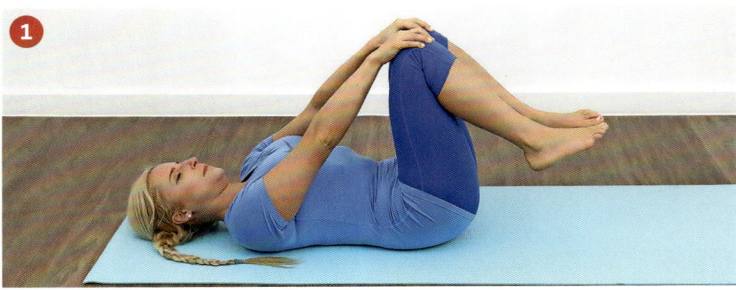

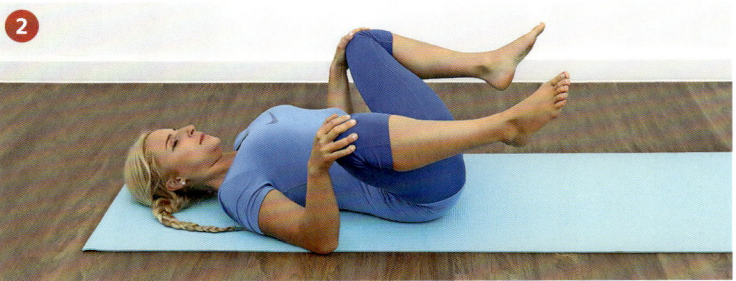

Teil 3

Ausgangsstellung: Rückenlage, Knie gebeugt und zum Bauch angezogen. Die Hände ruhen auf den Knien, die Beine sind entspannt und werden mithilfe der Arme in die maximal abgespreizte Position geöffnet.

Ausführung: Mit der Einatmung über die Arme die Beine auseinanderdrücken. Mit der Ausatmung den Bauchnabel bewusst einziehen und versuchen, die Lendenwirbelsäule in den Boden zu schieben, so dass der Zug in der Leiste und entlang des Innenschenkels zunimmt ❶.

Wiederholung: Zehnmal bei tiefer, entspannter Atmung.

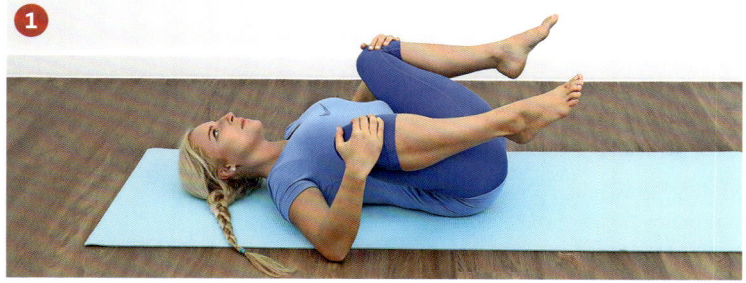

Übung 2: Lösung der Rückseite (4-teilige Übung)

Ausgangsstellung: Rückenlage, die Beine liegen hüftbreit geöffnet.

Teil 1

Ausführung: Rechtes Bein gestreckt anheben und mit den Armen umfassen, so hoch, wie man bei gestreckt bleibendem Bein herankommt (Höhe der Wade, Fessel). Mit der Ausatmung das gestreckte Bein über die Arme zu sich heranziehen, ohne die Schultern anzuspannen ❶.

Dauer: Mindestens fünf Atemzüge lang intensivieren und versuchen, das gestreckte Bein immer näher zum Körper zu kommen.

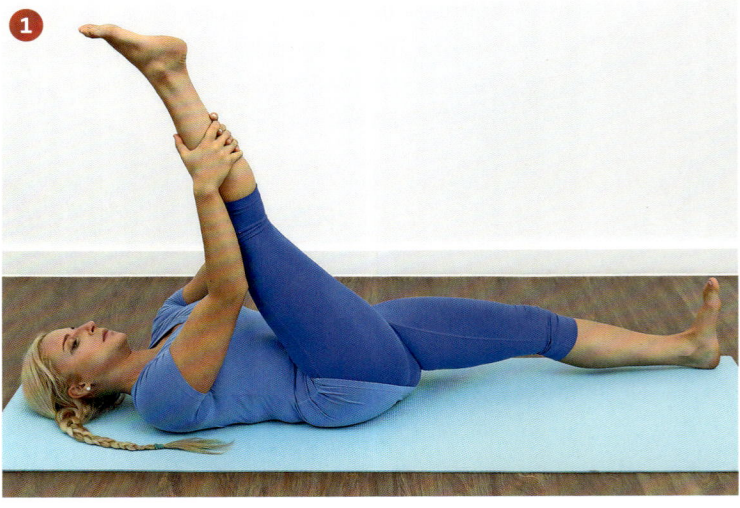

Teil 2

Ausführung: Mit der Einatmung das gestreckte Bein nach rechts abspreizen. Der rechte Arm bleibt am Bein und hält es angezogen. Die linke Hand ruht auf der linken Leiste und sorgt dafür, dass die linke Pobacke nicht vom Boden abhebt ❶.

Dauer: Mindestens fünf Atemzüge lang mit jeder Einatmung versuchen, das Bein weiter in die Öffnung zu bekommen und weiter vom Körper abzuspreizen.

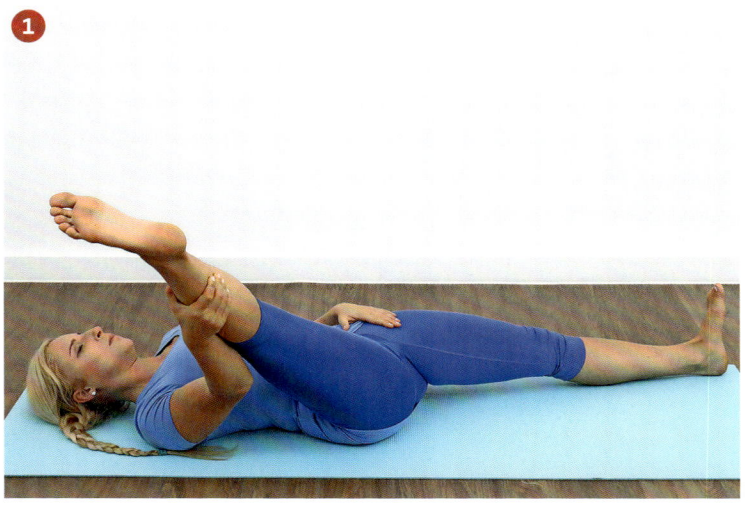

Teil 3

Ausführung: Mit der Ausatmung das rechte Bein links neben dem Körper ablegen und über den linken Arm so hoch wie möglich an den Körper heranziehen. Das rechte Schulterblatt und den rechten Arm auf dem Boden lassen ❶.

Dauer: Mindestens fünf Atemzüge lang mit jeder Ausatmung versuchen, die rechte Schulter immer weiter zum Boden sinken zu lassen.

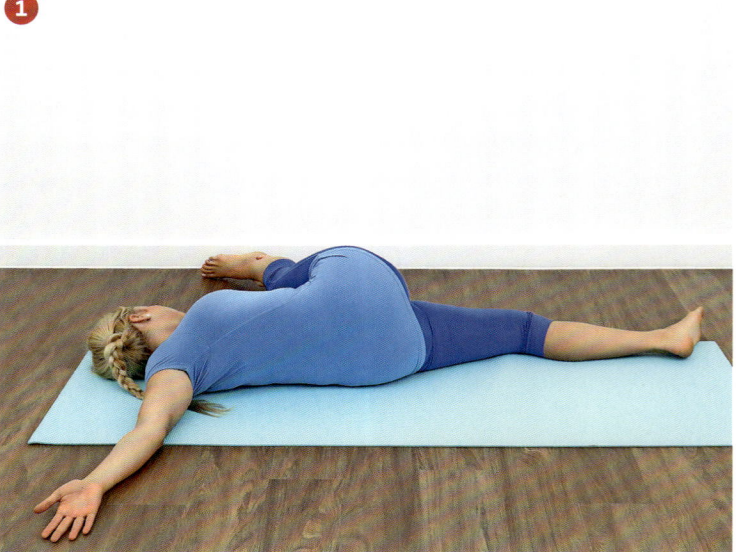

Teil 4
Ausgangsstellung: Beide Beine gestreckt in der Luft halten und so nah wie möglich zum Körper heranziehen. Mit den Armen unterstützen, falls die Beine schon müde sind, die Kraft fehlt oder es schmerzhaft ist im Rücken ❶. Vergleichen Sie, wie sich die Beine anfühlen. Das rechte Bein kann nach dem Übungsablauf länger sein, der rechte Knöchel steht also höher als der linke.
Ausführung: Nun zum Abschluss mit der Einatmung beide Füße zur Decke strecken und am Ende die Zehen fäusten. Mit der Ausatmung beide Füße so tief wie möglich Richtung Schienbein hinunterziehen, so dass die Zehen zum Boden zeigen. Hineinspüren, ob es einen Seitenunterschied gibt.
Wiederholung: Zehnmal im Atemfluss und im Anschluss die Teile 1–4 mit der linken Seite ausführen.

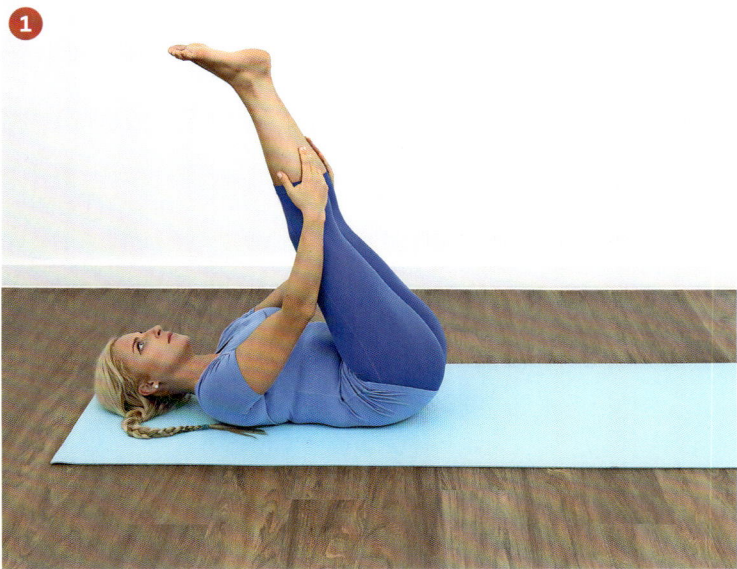

Übung 3: Lösung der Hüft- und Gesäßregion

Diese Übung ist schmerzlösend bei Ischiasbeschwerden.

Ausgangsstellung: Rückenlage. Ein Bein bleibt im 90-Grad-Winkel aufgestellt. Darauf den Fuß des anderen Beines ablegen (wie im Schneidersitz). Das Knie des abgelegten Beines ist gebeugt, die Hüfte ist geöffnet ❶.

Ausführung: Mit der Einatmung gegen das geöffnete Bein drücken, so dass Zug im Leistenbereich entsteht. Mit der Ausatmung das aufgestellte Bein langsam vom Boden abheben und näher zum Körper ziehen, so dass sich der Zug im Gesäß des abgelegten Beines verstärkt ❷.

Dauer: Zehn Atemphasen lang intensivieren bzw. so lange, bis der Schmerz im Gesäß des gebeugten, abgelegten Beines nachlässt. Erst dann die Seite wechseln. Es gibt meistens einen deutlichen Seitenunterschied, was die Dehnungsintensität und den Schmerz anbelangt.

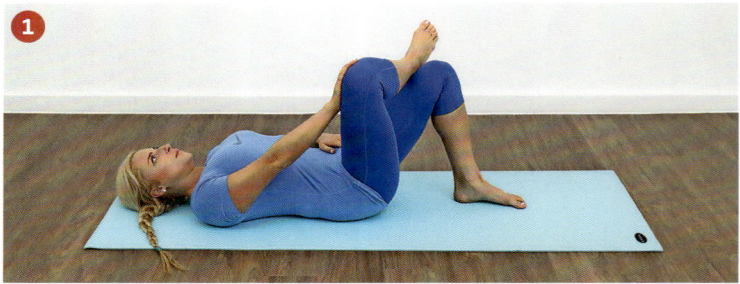

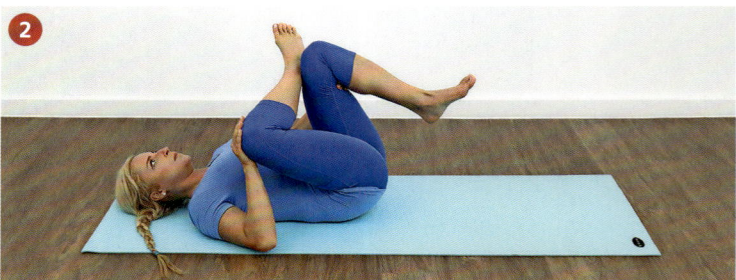

Übungen für zwischendurch

Übung 1: Lösung der gesamten Rumpfseite
Ausgangsstellung: Im aufrechten Stand, die Beine etwas weiter als hüftbreit geöffnet.
Ausführung: Die Arme nach oben strecken und so weit wie möglich hinter die Ohren ziehen, die Handflächen gegeneinanderdrücken ❶.

Mit der Einatmung zur rechten Seite neigen, tief in die linke Seite einatmen und zur Intensivierung die linke Ferse in den Boden schieben. Die geöffnete Seite richtig langstrecken und die Atempause in der Dehnposition genießen ❷. Dann mit der Ausatmung langsam zurückkommen in die Ausgangsstellung. Mit der nächsten Einatmung nach links seitneigen.
Wiederholung: Mindestens fünfmal pro Seite im langsamen Atemfluss, besser zehnmal.

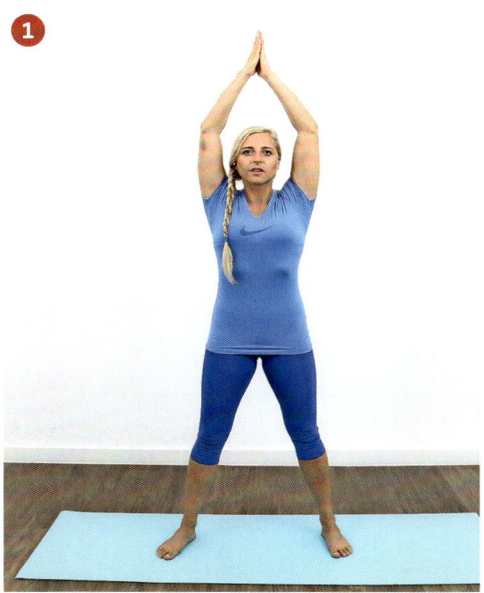
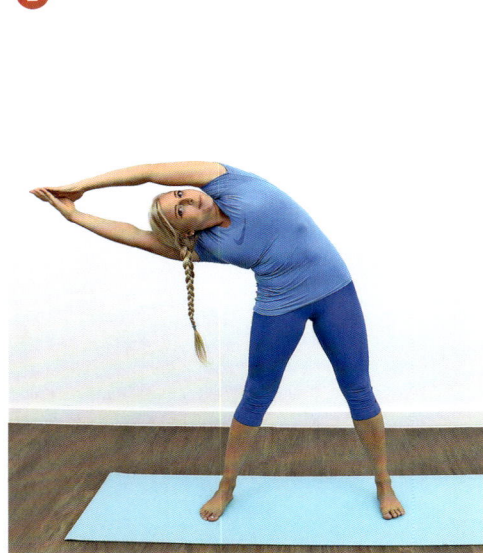

Übung 2: Lockerung der Faszie im Bereich von Brust- und Lendenwirbelsäule (2-teilige Übung)

Ausgangsstellung: Hüftbreiter Stand, leichte Kniebeugestellung. Das Gewicht ruht auf den Fersen.

Teil 1

Ausführung: Die Zehen hochziehen und den Po weit nach hinten hinter die Fersen bringen. Die gestreckten Arme hinter den Kopf ziehen und die Handflächen gegeneinanderdrücken.

Mit der Einatmung das Becken kippen, so dass die Lendenwirbelsäule in ein Hohlkreuz gezogen wird ❶. Mit der Ausatmung das Becken zurückbewegen, Schambein zum Bauchnabel und Bauchnabel in Richtung Wirbelsäule einziehen ❷.

Wiederholung: Zehnmal im langsamen Atemfluss.

Führen Sie die Bewegung so weit aus, wie Sie können. Ziel ist es, mit jedem Mal weiter zu kommen, die Beweglichkeit in der Lendenwirbelsäule zu erweitern und die Arme im gestreckten Zustand weiter hinter den Kopf zu bekommen.

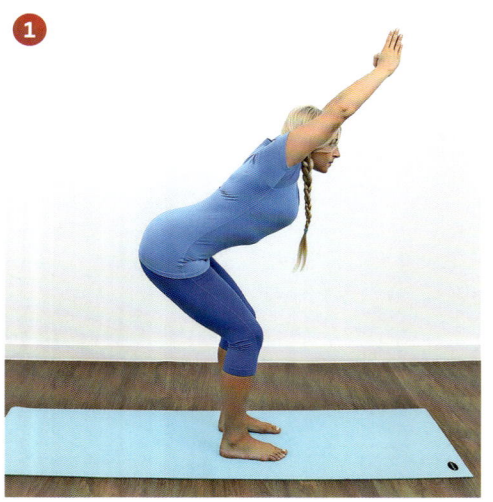
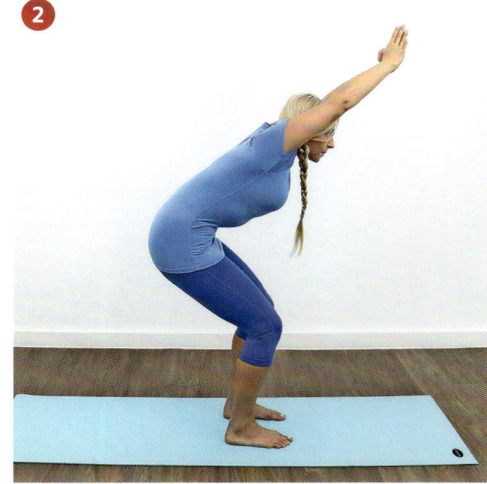

Teil 2
Ausführung: Arme absenken, Oberkörper und Kopf hängen lassen. Die Knie strecken und in der stehenden Vorwärtsbeuge ankommen, so dass ein Zug über die Rückseite der Beine bis hoch zum Gesäß und zur unteren Wirbelsäule entsteht ❶.

Die Arme im Ellbogen beugen und die Hände auf den gegenüberliegenden Ellbogen legen. Der Kopf hängt absolut entspannt und wird noch etwas in Richtung Brust gezogen, so dass der Nacken langgezogen wird.

Jetzt vorsichtig aus der Lendenwirbelsäue „bouncen", das heißt, in einer schnellen Wippbewegung versuchen, mit den Unterarmen immer tiefer Richtung Boden zu kommen ❷.
Wiederholung: Im schnellen Tempo mindestens zwanzigmal, bis sich der Abstand zum Boden sichtbar reduziert hat und Sie mit den Armen tiefer kommen.

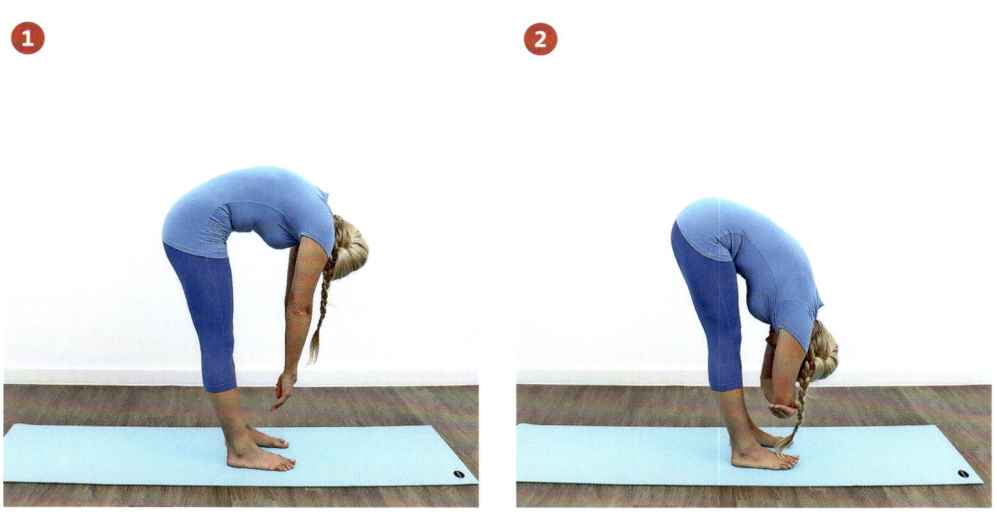

Übungen aus dem Yoga

In diesem Abschnitt finden Sie Übungen zur intensiven Stimulation der Faszien und der Schwachstellen, an denen sie am häufigsten verkleben und sich „silent points", „stumme Schmerzpunkte" ausbilden. Die folgenden Übungen eignen sich, bewusst und langsam ausgeführt, für die Akutphase.

Es sind Übungen für zwischendurch dabei und auch Übungen für morgens oder abends im Bett. Es gibt intensivere Übungen, die in der angegebenen Reihenfolge als Zyklus ausgeführt werden können oder als einzelne Sequenz in Kombination mit einer Lockerung zum Schluss, je nachdem, wie viel Zeit Sie zur Verfügung haben, etwas für sich und Ihren Körper zu tun, und wie viel Zeit Sie investieren möchten. Für alle Übungen gilt: Bewegen Sie sich immer langsam in die Positionen hinein und tasten Sie sich nach und nach heran, wie es der Körper je nach Tagesform zulässt.

Ratschlag fürs Yoga
Einige Übungen sind anspruchsvoller als andere. Führen Sie alle Übungen bitte immer langsam und bewusst aus. Haben Sie Geduld mit sich selbst, wenn etwas nicht gleich klappt, und wenn Sie einmal eine Übung überhaupt nicht machen wollen oder können, dann zwingen Sie sich auch nicht dazu, sondern versuchen eine andere. Rom wurde auch nicht an einem Tag erbaut, aber wenn Sie Ihr Ziel nicht aus den Augen verlieren, werden Sie auf lange Sicht Erfolg haben.

Aktivierung von Wahrnehmung, Balance und Tiefenmuskulatur

Übung 1: Der Baum

Ausgangsstellung: Hüftbreiter Stand, mit einem Arm an einem Stuhl festhalten, falls erforderlich. Ansonsten die Hände vor der Brust zusammenführen und die Handflächen gegeneinanderdrücken.

Ausführung: Das Standbein rechts bleibt gestreckt, das linke Bein im Knie beugen und den linken Fuß so hoch wie möglich auf dem rechten Oberschenkel ablegen ❶.

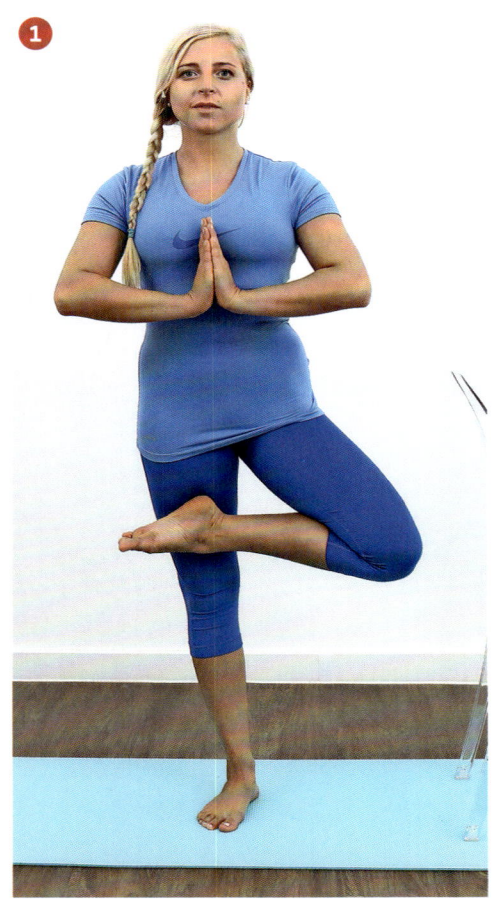

Mit der Einatmung den linken Außenknöchel gegen den Oberschenkel drücken und versuchen, dadurch die Hüfte links weiter zu öffnen. Das rechte Bein bewusst noch mehr durchstrecken und die Gesäßmuskulatur anspannen, so dass das Standbein stabil ist und wie die feste Wurzel eines Baumes den Stamm aufrecht und stabil hält.

Dauer: Versuchen Sie die Stellung fünf Atemzüge lang zu halten. Danach die Seite wechseln. Als Steigerung die Augen schließen und die Reaktion und Arbeit des gesamten Körpers und vor allem des Fußes genießen.

Übung 2: Brust-Knie-Kuss

Ausgangsstellung: Hüftbreiter Stand, mit einem Arm an einem Stuhl festhalten, falls erforderlich. Ansonsten die Arme über den Kopf anheben und die Handflächen gegeneinanderdrücken.

Ausführung: Das rechte Bein bleibt Standbein, das linke Knie mit der Ausatmung maximal in Richtung Brust hochziehen. Auch den linken Fuß hochziehen ❶.

Dauer: Fünf Atemzüge halten und versuchen, das Knie in der Ausatmung immer höher zu bekommen, so dass die linke Bauchhälfte spürbar wird.

Im Anschluss erst die folgende Übung 3 ausführen und danach die Seite wechseln.

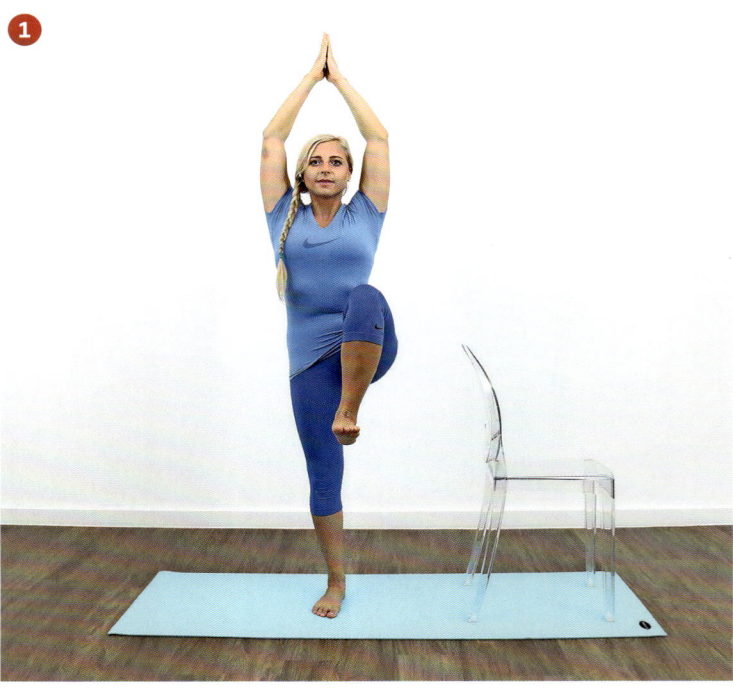

Übung 3: Die Standwaage

Ausgangsstellung: Hüftbreiter Stand, mit einem Arm an einem Stuhl festhalten, falls erforderlich. Den rechten Arm nach vorne ausstrecken.

Ausführung: Standbein rechts. Mit der Einatmung das linke Bein nach hinten in Streckung führen und den Oberkörper absenken. Versuchen Sie, das linke Bein gestreckt so hoch wie möglich anzuheben, so dass die linke Gesäßhälfte und der untere Rücken spürbar werden .

Dauer: Versuchen Sie, das Ganze mindestens fünf Atemzüge zu halten und zu intensivieren, indem Sie die Arme von der Unterstützung lösen und die Position frei und trotzdem präzise ausführen.

Im Anschluss Übung 2 und Übung 3 auf der anderen Seite ausführen (Standbein links).

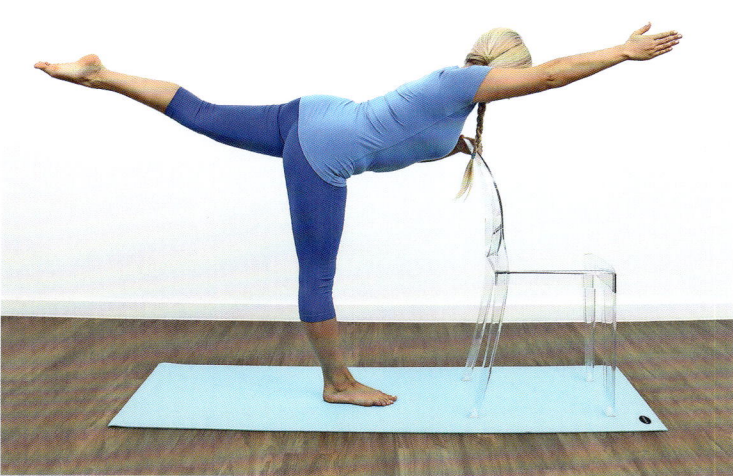

Übung 4: Stehende Vorwärtsbeuge

Zum Ausgleich der Spannungsverhältnisse auf den beiden Körperhälften machen Sie nun eine stehende Vorwärtsbeuge.

Ausgangsstellung: Hüftbreiter Stand. Den Oberkörper nach vorne absenken, der Kopf hängt entspannt, der Nacken ist langgezogen bzw. das Kinn in Richtung Brust geführt. Mit den Armen die Waden oder Fesseln umfassen, so tief wie Sie hinkommen ❶.

Ausführung: Kräftig festhalten, mit der Ausatmung die Ellbogen beugen und über die Kraft der Arme den Körper näher zu den Beinen heranziehen. Mit der Einatmung den Fokus auf eine tiefe Bauchatmung lenken und mit jeder Ausatmung den Bauchnabel weiter einziehen und sich näher an die Beine ziehen ❷. Spüren Sie in die Intensivierung der Dehnung auf der Rückseite der Beine hinein.

Wiederholung: Zehnmal im bewussten Atemfluss.

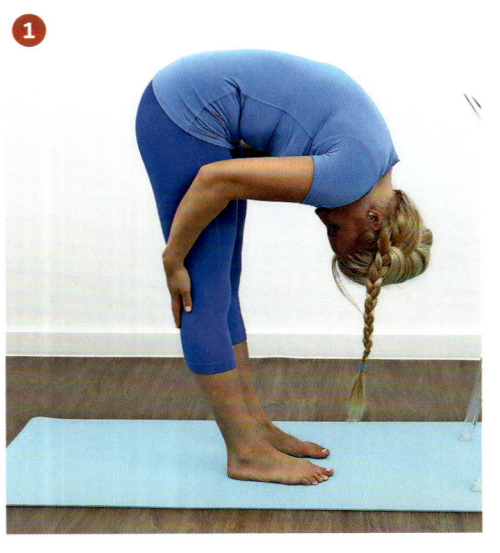
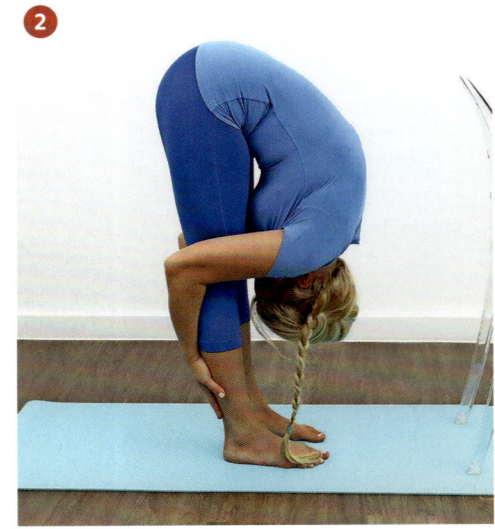

Zwischenübungen zur Lockerung

Übung 5: Spinal Roll

Ausgangsstellung: Vierfüßlerstand, Hände unter den Schultern platziert, die Arme bleiben gestreckt. Die Knie stehen unter dem Hüftgelenk, etwa hüftbreit geöffnet.

Ausführung: Mit der Ausatmung die Handflächen in den Boden schieben und das Kinn zum Kehlkopf und den Kopf dann zur Brust nehmen. Den Blick Richtung Bauchnabel richten und das Schambein heranziehen, so dass ein „Katzenbuckel" entsteht ❶. Mit der Einatmung die Schulterblätter in Richtung Gesäß zurückziehen, den Kopf in den Nacken legen und den Blick in Richtung Decke ausrichten. Das Becken maximal kippen, so dass ein Hohlkreuz und ein langer „Kuhrücken" entstehen ❷.

Wiederholung: Zehnmal im Atemfluss.

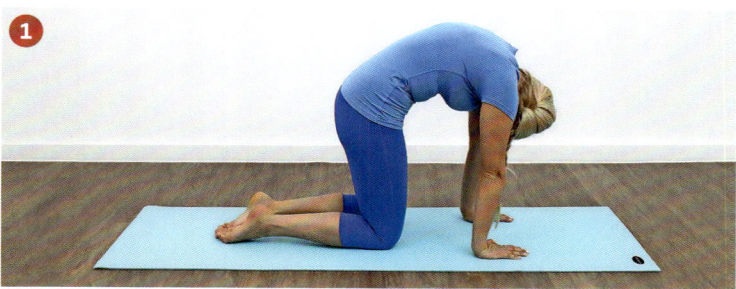

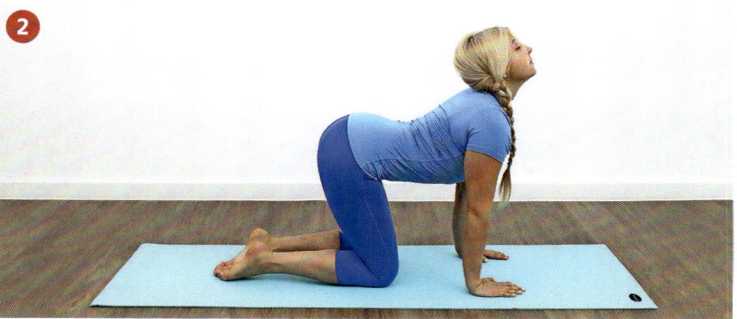

Übung 6: Die Kobra

Ausgangsstellung: Bauchlage, die Beine sind geschlossen, die Innenknöchel berühren sich. Die Hände unter den Schultern platzieren, Schulterblätter zum Gesäß hinunterziehen.

Ausführung: Mit der Einatmung den Kopf aufrollen, den Blick zur Decke ausrichten und das Kinn leicht nach oben zur Decke schieben. Dann den Brustkorb nach oben rollen, so dass man die Anspannung ab dem untersten Lendenwirbel spürt und der Körper erst ab dem Bauchnabel abwärts aufliegt. Versuchen Sie, die Ellbogen in den Boden zu schieben, so dass eine Haltung entsteht wie bei der „Sphinx".

Dann die Unterarme lösen und leicht anheben, um die Position zu intensivieren und aus dem gesamten Rücken so hoch wie möglich aufzurollen ❶.

Dauer: Mindestens fünf Atemzüge in der Endstellung bleiben und mit jeder tiefen Einatmung in den Bauch versuchen, bewusst Wirbel für Wirbel noch höher aufzurollen. Mit jeder Ausatmung den Bauchnabel in Richtung Wirbelsäule einziehen.

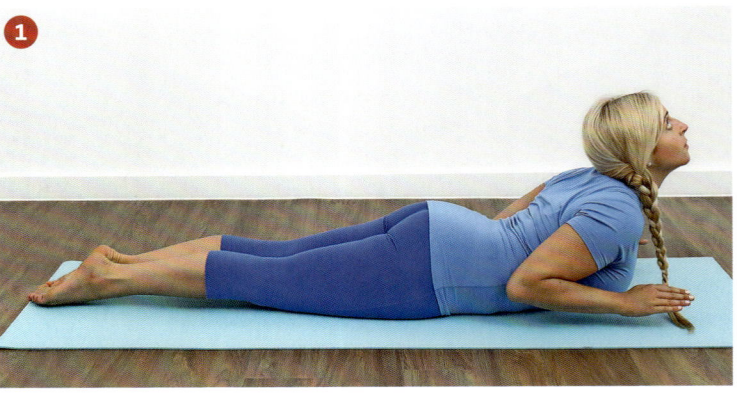

Übung 7: Der heraufschauende Hund

Der heraufschauende Hund ist eine Steigerung der Kobra.

Ausgangsstellung: Wie bereits bei der Kobra beschrieben, nur bleiben die Arme diesmal am Boden.

Ausführung: Das Ziel ist es, die Arme so weit wie möglich zu strecken und die Wirbelsäule dadurch so hoch wie möglich aufzurollen. Den Blick zur Decke ausrichten und das Kinn leicht nach oben zur Decke hinaufschieben. Die Schulterblätter tief in Richtung Gesäß schieben ❶.

Zur Steigerung können Sie die Beine mit der Einatmung gestreckt im Wechsel anheben, so dass im unteren Rücken noch mehr Spannung entsteht.

Wiederholung: Im Wechsel fünfmal pro Seite im langsamen Atemfluss.

Danach mit der Einatmung die Beine im Wechsel im Knie anbeugen, die Ferse also in Richtung Gesäß ziehen und die Dehnung im vorderen Oberschenkel des gebeugten Beines genießen.

Wiederholung: Im Wechsel fünfmal pro Seite im langsamen Atemfluss.

Im Anschluss bitte Übung 8 ausführen, um die Lendenwirbelsäule zu entlasten und aufzudehnen.

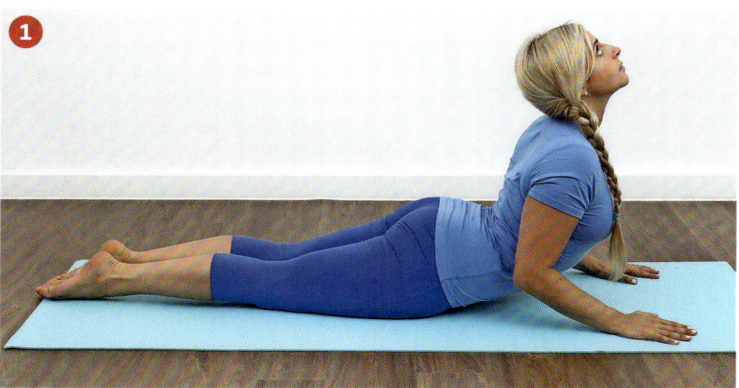

Übung 8: Der herabschauende Hund (Übung mit 3 Variationen)

Ausgangsstellung: Aus dem Vierfüßlerstand hochdrücken, so dass nur noch die Füße und Hände Kontakt haben. Den Kopf entspannt hängen lassen bzw. das Kinn leicht zur Brust ziehen.
Ausführung: Die Fersen in den Boden schieben, das Becken zur Decke nach hinten schieben und mit den Handflächen in den Boden Schub geben, so dass der Rumpf verlängert wird. Im Profil sieht diese Stellung aus wie ein umgekehrtes „V" oder ein „A" ohne Querbalken ❶. Tief in den Bauch einatmen und in der Ausatmung den Bauchnabel tief Richtung Wirbelsäule heranziehen.
Dauer: Mindestens fünf Atemzüge halten.

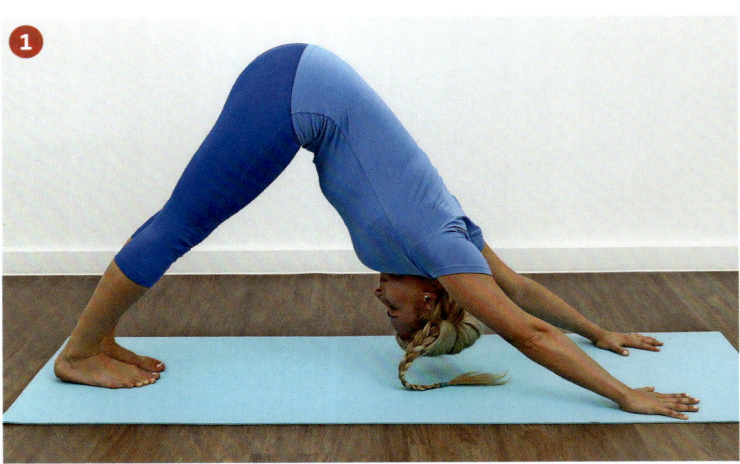

Variation 1

Mit der Einatmung den Kopf vorsichtig in den Nacken ziehen und den Blick nach vorne ausrichten ❶. Mit der Ausatmung das Kinn zum Kehlkopf bringen und den Kopf zur Brust neigen, so dass der Nacken wieder lang wird ❷.

Dauer: Mindestens fünf Atemzüge.

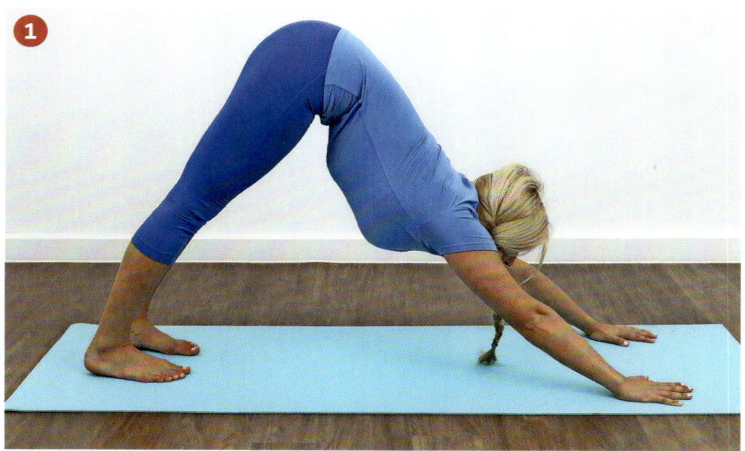

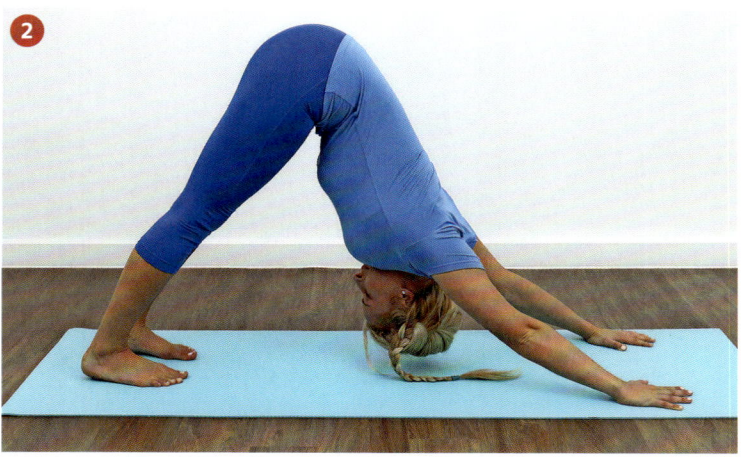

Variation 2

Im Wechsel in der Ausatmung ein Knie beugen (**1**, **2**), die Fußsohle hat aber so lange wie möglich Kontakt mit dem Boden. In der Einatmung das Bein wieder in die volle Streckung zurückführen.

Wiederholung: Mindestens fünfmal pro Seite.

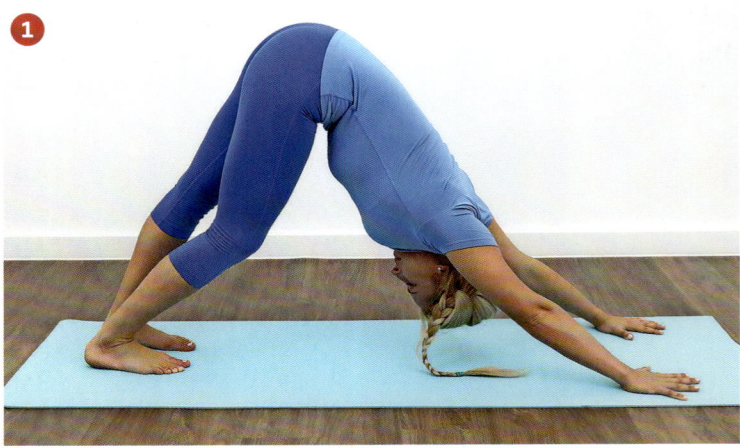

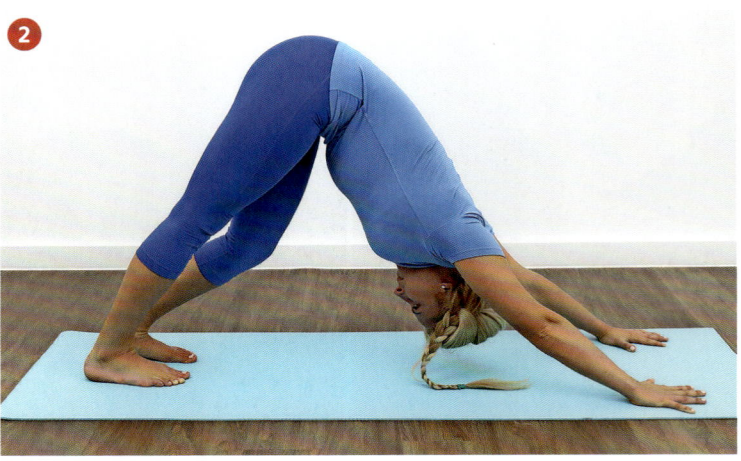

Variation 3

Mit der langsamen Einatmung das rechte Bein gestreckt so weit wie möglich zur Decke anheben, den Fuß langstrecken. So weit anheben, dass das Gesäß der jeweiligen Seite spürbar ist. Die linke Ferse weiterhin in den Boden hineinschieben ❶. Mit der Ausatmung das rechte Bein zurückführen.

Dauer: Mindestens fünfmal im langsamen Atemfluss. Dann das Bein maximal gestreckt so hoch wie möglich anheben und fünf Atemzüge in der Position verweilen. Danach die Seite wechseln.

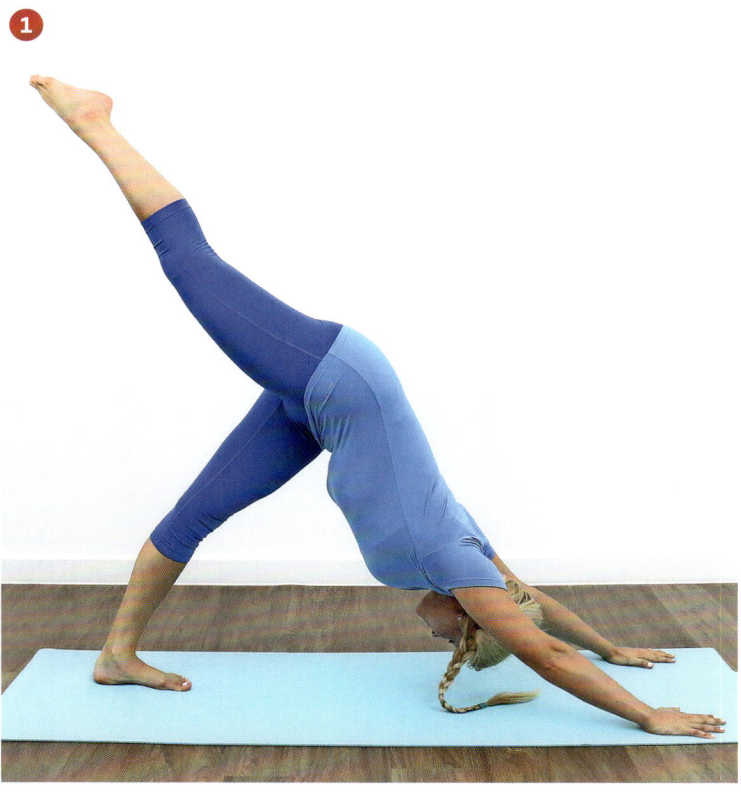

Übung 9: Drehsitz mit Vorwärtsbeuge

Ausgangsstellung: Aufrechter Langsitz, die Beine sind hüftbreit geöffnet, die Wirbelsäule aufgerichtet.

Ausführung: Das rechte Bein heranziehen und die rechte Ferse an das rechte Gesäß anstellen. Den rechten Arm zunächst zur Decke anheben, die Wirbelsäule nach rechts eindrehen und die rechte Hand so nah wie möglich an der linken Gesäßhälfte platzieren. Den linken Arm an die Außenseite des rechten Oberschenkels anlegen ❶.

In der Einatmung mit dem linken Arm weiter in die Rotation nach rechts gehen. Der Blick geht bei geschlossenen Augen weit hinter die rechte Schulter. In der Ausatmung die rechte Handfläche in den Boden schieben und versuchen, die rechte Schulter weiter zu öffnen.

Dauer: Die Position mindestens fünf, idealerweise zehn Atemzüge halten und langsam intensivieren. Nach der ersten Seite bitte zunächst Übung 10 ausführen.

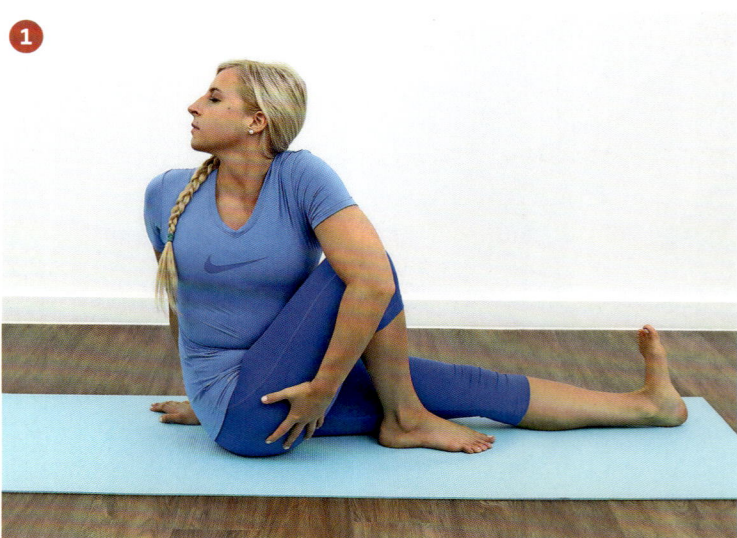

Übung 10: Gerade Vorwärtsbeuge

Ausgangsstellung: Aufrechter Langsitz, die Wirbelsäule aufgerichtet, beide Füße angezogen.

Ausführung: Mit der Einatmung Wirbel für Wirbel aufrichten, so dass der Brustkorb gedehnt wird. Mit der Ausatmung langsam Wirbel für Wirbel zurückkommen in den aufrechten Langsitz. Mit der nächsten Ausatmung abrollen in die sitzende Vorwärtsbeuge ❶ mit dem Ziel, mit den Händen die Zehen zu erreichen ❷. Mit der nächsten Einatmung wieder Wirbel für Wirbel aufrollen in den aufrechten Langsitz und langstrecken.

Wiederholung: Mindestens fünfmal.

Danach den Drehsitz (Übung 9) nach links machen.

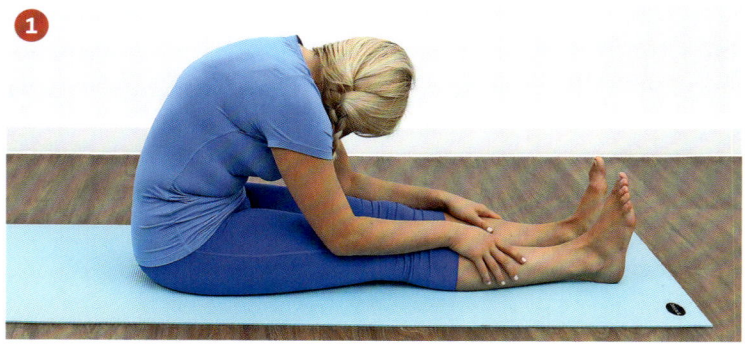

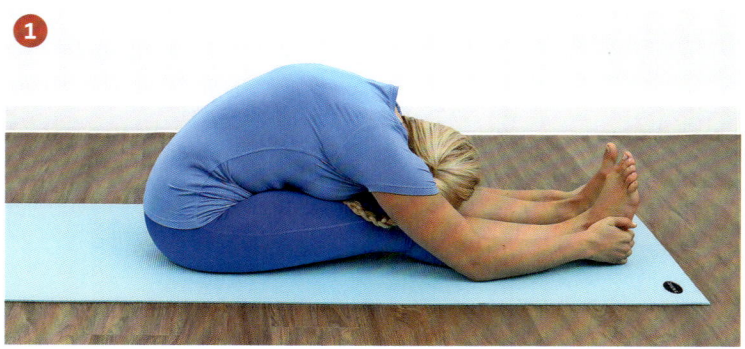

Übung 11: Stehende Vorwärtsbeuge mit Rotation

Ausgangsstellung: Hüftbreiter Stand, den Oberkörper nach vorne absenken, die Knie bleiben gestreckt, den Kopf entspannt hängen lassen. Das Kinn etwas zur Brust nehmen, so dass der Nacken langgezogen wird. In der Vorwärtsbeuge ankommen ❶.

Ausführung: Die linke Hand geht an den rechten Außenknöchel bzw. an das rechte Schienbein, wenn man noch nicht so tief kommt. Ziehen Sie sich über die Kraft des linken Oberarmes näher zum rechten Bein.

Den rechten Arm lösen, gestreckt zur Decke führen und Schulter öffnen. In der Einatmung mit dem rechten Handrücken versuchen, so weit wie möglich in die Rotation zu gehen, so dass die Wirbelsäule weiter in die Drehung nach rechts kommt. Bei jeder Ausatmung mit dem linken Arm ein wenig nachziehen ❷.

Dauer: Fünf Atemzüge lang halten, tief in den Bauch atmen und in der Ausatmung den Bauchnabel einziehen. Danach in der Vorwärtsbeuge entspannen und vergleichen, ob Sie schon etwas tiefer in Richtung Boden kommen. Im Anschluss die andere Seite ausführen.

Zur Steigerung können Sie im Atemfluss arbeiten, also mit der Einatmung in die Rotation nach rechts eindrehen, mit dem linken Arm zu den Beinen ziehen. Mit der Ausatmung zurückkommen in die Vorwärtsbeuge, mit der nächsten Einatmung in die linke Seite rotieren, öffnen und mit dem rechten Arm zu den Beinen ziehen. Machen Sie das im Wechsel fünfmal pro Seite bei langsamer Atmung. Achten Sie auf eine präzise Ausführung und drehen Sie nur, so weit Sie können. Danach fünf Atemzüge in der Vorwärtsbeuge verweilen und sich mit beiden Armen an die Waden heranziehen. Den Blick in Richtung Knie ausrichten und nach und nach die Nase näher an die Knie führen.

Nach der Übung langsam und bewusst Wirbel für Wirbel zurück aufrollen in den aufrechten Stand.

Übungen aus dem Yoga 135

1

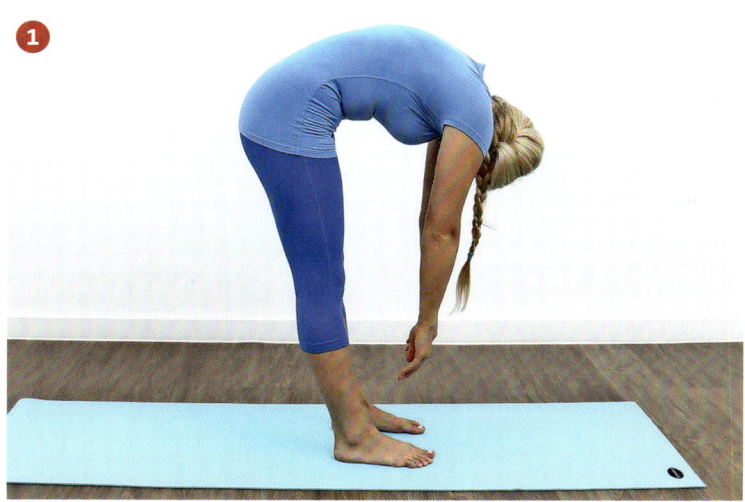

2

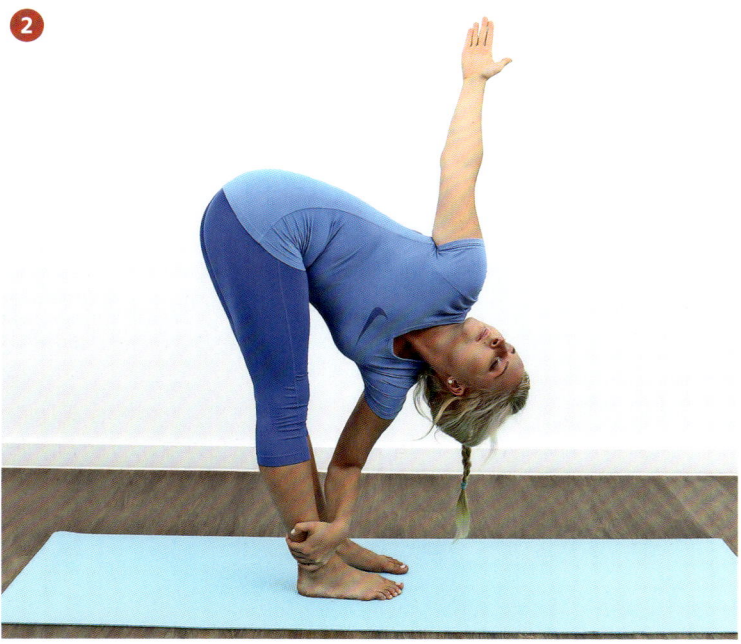

Übungen für die Organe und das Herz-Kreislauf-System

Zuletzt kommen noch zwei Übungen, die den gesamten Körper beleben, stimulieren und einen Ausgleich zu monotonen Tätigkeiten und Haltungen schaffen. Sowohl die Gelenke werden wieder mobilisiert, Muskeln, Faszien, Balance, Koordination, aber auch das Herz-Kreislauf-System und der Hormonstoffwechsel angeregt. So werden Stresshormone abgebaut und die Konzentrationsfähigkeit gesteigert.

Übung 1: Drehdehnlage

Ausgangsstellung: Entspannt auf den Rücken legen. In der rechten Drehdehnlage beginnen: Das linke Knie zum Bauch ziehen ❶ und dann das Becken nach rechts drehen, bis das linke Knie rechts am Boden aufliegt. Den rechten Arm auf das linke Knie platzieren ❷.
Ausführung: Tief in den Rippenbogen und in den Bauch atmen. Mit der Ausatmung das linke Knie etwas nach unten in Richtung Boden schieben. In der Einatemphase das linke Schulterblatt in Richtung Boden sinken lassen, so dass man in der Körpermitte quasi „ausgewrungen" wird.
Dauer: Mindestens zwei Minuten halten. Anschließend langsam auf den Rücken zurückdrehen, das linke Bein ausstrecken und einen Moment nachspüren. Dann erst zur linken Drehdehnlage aufbauen.

Übungen für die Organe und das Herz-Kreislauf-System 137

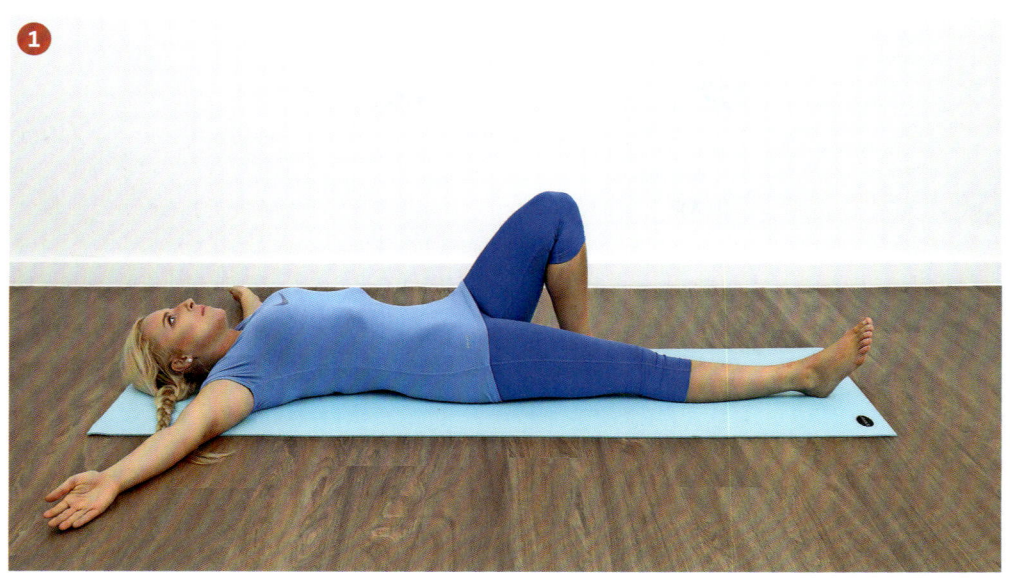

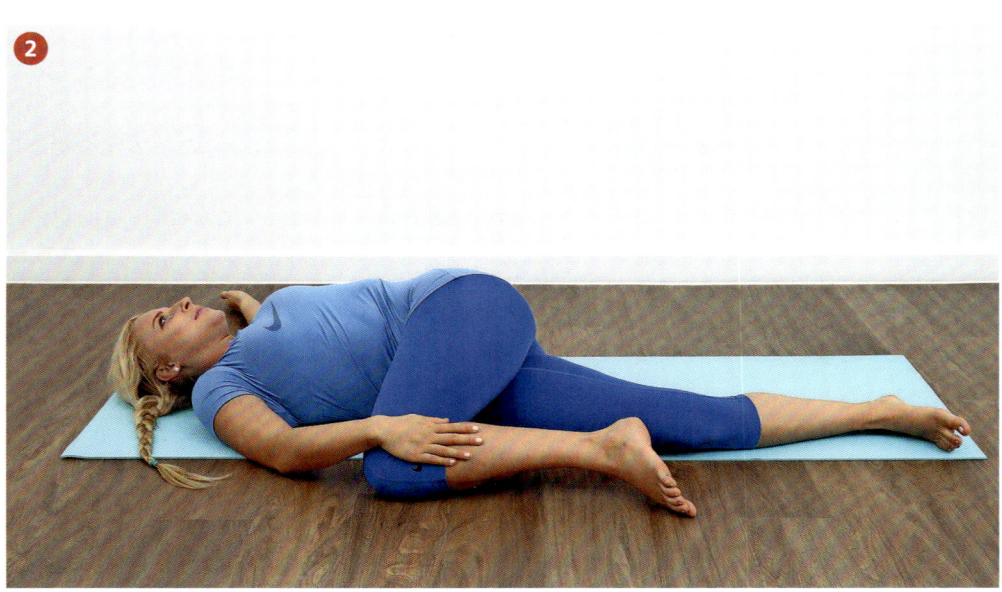

Übung 2: Reaktive Kniebeugen mit Körperöffnung und -streckung

Ausgangsstellung: Aufrechter Stand, die Beine hüftbreit geöffnet. Die Arme auf Schulterhöhe zu den Seiten öffnen, Schulterblätter zusammenziehen.

Ausführung: Mit der Ausatmung in die tiefe Kniebeuge gehen, das Gewicht auf die Fersen verlagern und das Gesäß weit nach hinten bringen. Die Arme neben dem Körper seitlich absenken. Die Ellbogen nach hinten hochziehen, bis die Rückseite der Oberarme spürbar ist ❶.

Mit der Einatmung wieder in die Ausgangsstellung zum gestreckten Stand aufrichten, die Arme weit öffnen, die Schulterblätter bewusst zusammenziehen und so weit wie möglich auf die Zehen hochrollen, so dass die Fersen in der Luft sind ❷. Einen Atemzug halten, die Aufrichtung wahrnehmen und mit der nächsten Ausatmung wieder in die Kniebeuge zurückkehren ❸.

Wiederholung: Mindestens zehnmal.

Variation: Anstatt die Arme zur Seite zu öffnen, können Sie sie auch so weit wie möglich nach oben und hinter den Kopf strecken ❹.

Variation: Nach einer Kniebeuge mit Körperstreckung folgt direkt eine Kniebeuge mit Körperöffnung.

Diese Übung ermöglicht in kürzester Zeit ein umfassendes Ganzkörper- und Herz-Kreislauf-Training und bringt den ganzen Körper und Geist in Schwung. Gleichzeitig wird der Schulter-Nacken-Bereich gelockert und das gesamte Fasziensystem von der Fußsohle bis in den Nacken stimuliert.

Übungen für die Organe und das Herz-Kreislauf-System

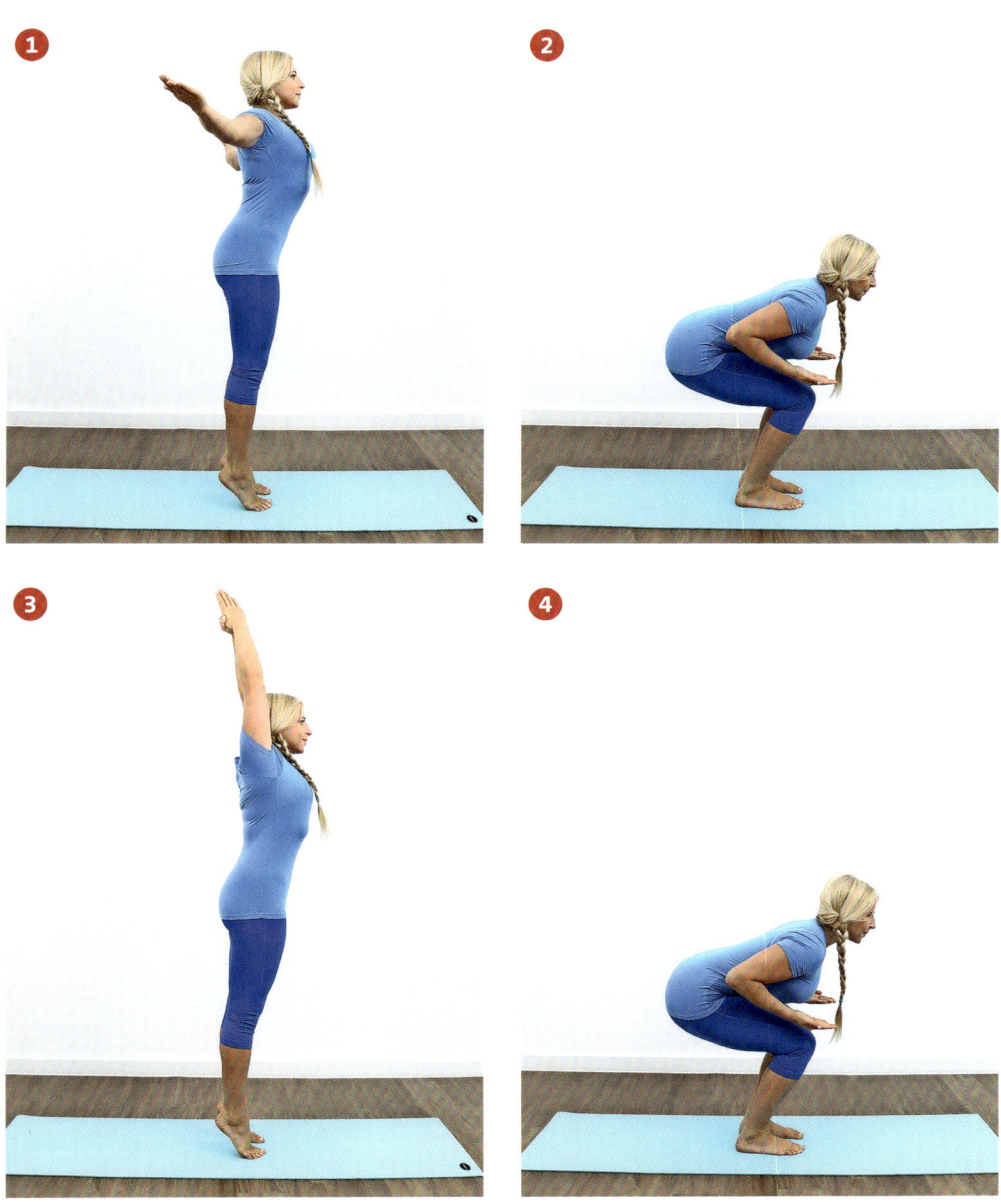

Zu guter Letzt: Entschleunigen Sie mal wieder

Auch wenn man manchmal Hilfe von außen benötigt, ein bisschen Hilfe zur Selbsthilfe, um den Teufelskreis zu durchbrechen und der Kettenreaktion entgegenzuwirken: Wir können alle Systeme unseres Körpers selbst regulieren und wieder ausbalancieren, wenn wir mal wieder aus dem Lot sind und unser Körper Signale sendet.

Das Einzige, was wir nicht ändern können, ist das Wetter. Und trotzdem können wir auch darauf Einfluss nehmen: Also nehmen Sie sich doch einfach mal spontan ein paar Tage frei, fahren Sie an den Flughafen und fliegen Sie Lastminute in die Sonne. Tanken Sie Energie, reichlich Vitamin D, lesen Sie ein gutes Buch, essen Sie sonnengereiftes frisches Obst oder trinken Sie eine nährstoffreiche Kokosnuss. Lassen Sie einfach die Seele baumeln, die Gedanken und Ihren Geist ruhen und tauchen Sie entspannt ab. Entschleunigen Sie mal wieder, nehmen Sie sich nur Zeit für sich, fernab vom gewohnten Alltag. Zeit, Ihre Aufmerksamkeit und Achtsamkeit vollkommen zurückzulenken auf sich und Ihre Atmung, auf bewusste Körperübungen – praktizieren Sie Yoga. Gönnen Sie Ihrer Seele Streicheleinheiten und Ihrem Körper mit einer Massage oder einer ganzheitlichen osteopathischen Behandlung. Für diese kleine Auszeit werden Ihnen Körper, Geist und Seele sehr dankbar sein. Sie werden wieder im Gleichgewicht und dadurch auch optimal leistungsfähig sein.

Um mit den Worten von Mahatma Gandhi abzuschließen: „Es gibt Wichtigeres im Leben, als beständig dessen Geschwindigkeit zu erhöhen!"

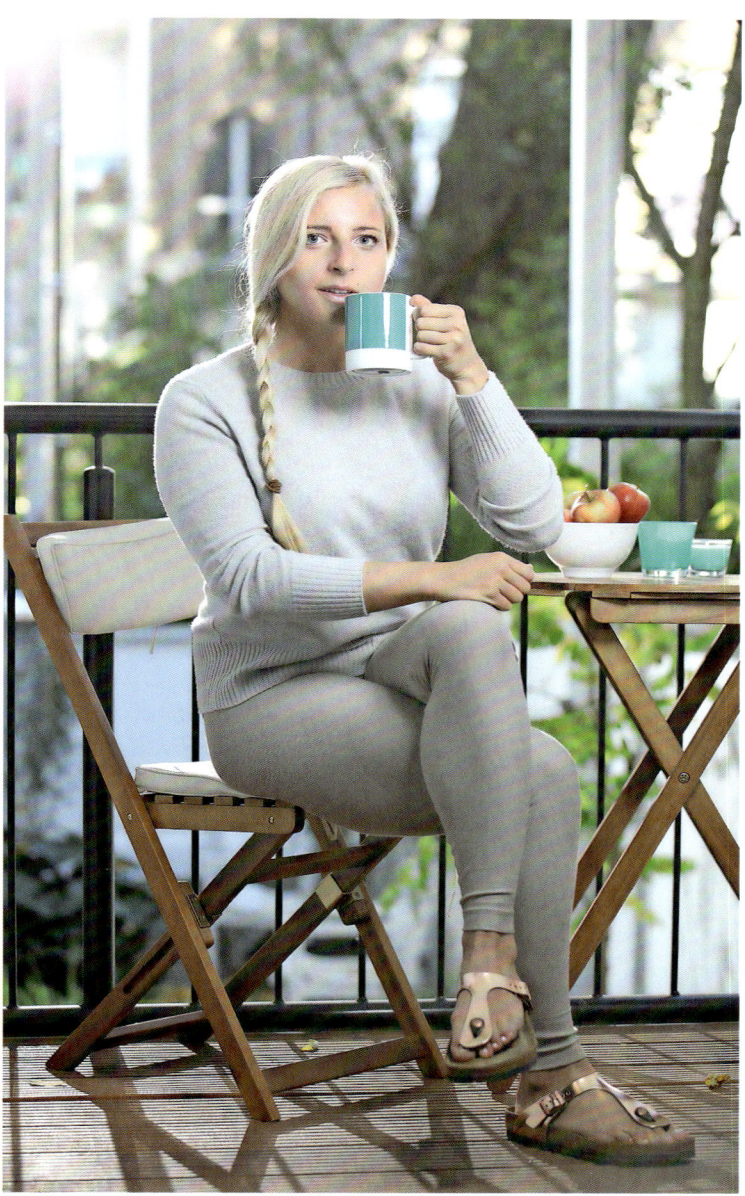

Bewusste Pausen entspannen Sie und halten Sie gesund. Ihr Rücken wird es Ihnen danken!

Give me five!

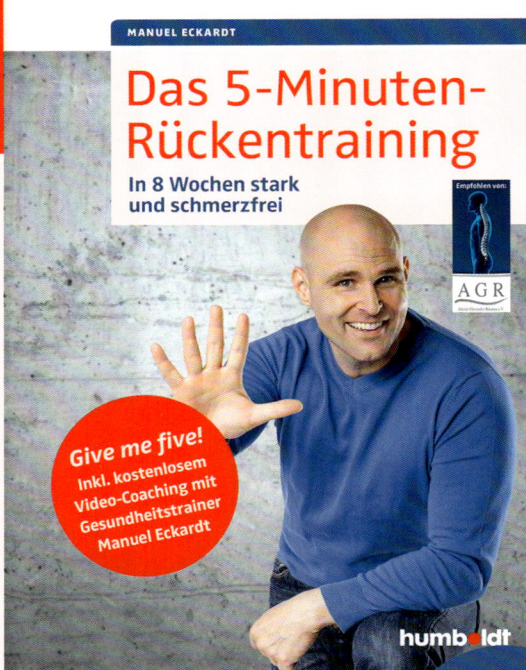

208 Seiten, 200 Fotos
15,5 x 21,0 cm, Broschur
ISBN 978-3-89993-867-8
€ 19,99 [D] / € 20,30 [A]

Manuel Eckardt
Das 5-Minuten-Rückentraining

- Das Selbsthilfe-programm für Rücken-geplagte
- Eine starke Wirbelsäule mit nur fünf Minuten Training täglich
- Der erste Gesundheits-ratgeber mit kosten-losem Online-Video-Coaching (über 56 Videos) und Personal Coach: give-me-five.tv

Auch als eBook erhältlich

Stand Januar 2016. Änderungen vorbehalten.

Entspannung in Minutenschnelle

Heike Höfler
Stressfrei in 10 Minuten

- 12 einfache Übungsprogramme in allen Lebenslagen
- Erprobte Tipps gegen Stress und für mehr Energie
- Mit Atem-, Gesichts- und Rückenentspannung

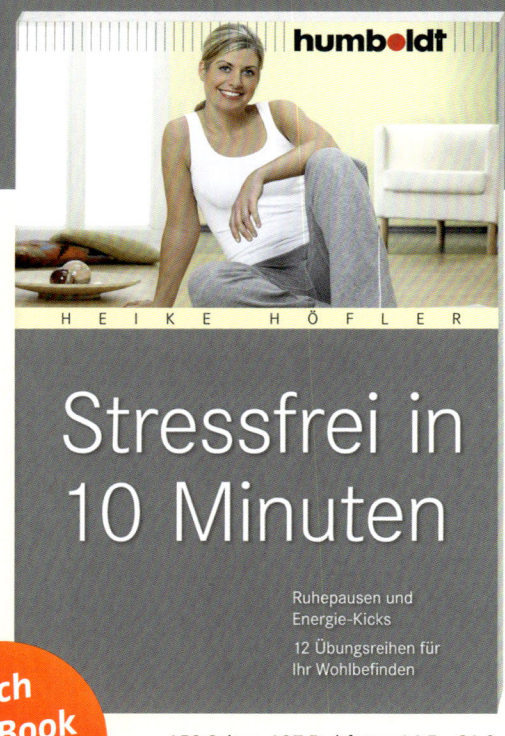

Auch als eBook erhältlich

152 Seiten, 127 Farbfotos, 14,5 x 21,0 cm, Broschur
ISBN 978-3-86910-316-7
€ 12,95 [D] / € 13,40 [A]

Weitere Bücher zum Thema:
www.humboldt.de

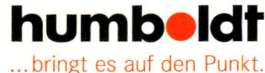
...bringt es auf den Punkt.

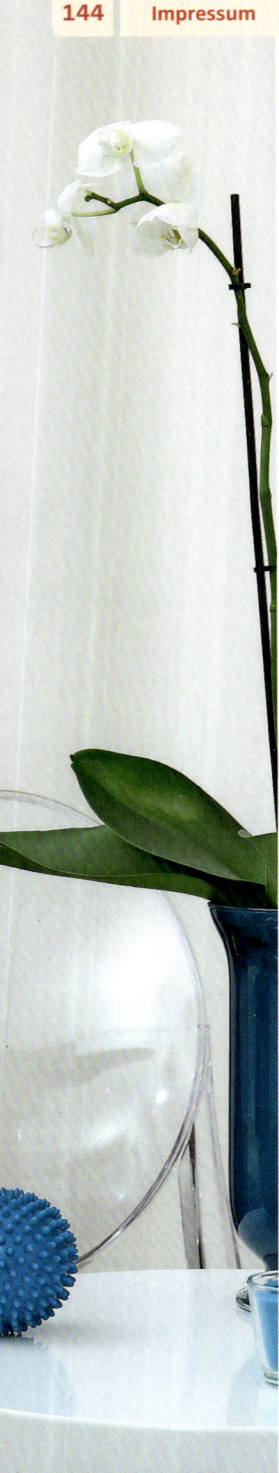

Bibliografische Information der Deutschen Nationalbibliothek
Die Deutsche Nationalbibliothek verzeichnet diese Publikation in der deutschen Nationalbibliografie; detaillierte bibliografische Daten sind im Internet über http://dnb.ddb.de/ abrufbar.

ISBN 978-3-89993-872-2 (Print)
ISBN 978-3-8426-8670-0 (PDF)
ISBN 978-3-8426-8671-7 (EPUB)

Fotos:
Fotos/Titelbild: Oliver Vosshage, Hannover
Grafiken:
123rf.com: Ewelina Kowalska: 16, 30; alila: 63
Fotolia.com: agpha: 19
Die Feder: 35

© 2016 Schlütersche Verlagsgesellschaft mbH & Co. KG
Hans-Böckler-Allee 7, 30173 Hannover
www.schluetersche.de

Autorin und Verlag haben dieses Buch sorgfältig geprüft. Für eventuelle Fehler kann dennoch keine Gewähr übernommen werden. Weder die Autorin noch der Verlag können für eventuelle Nachteile oder Schäden, die aus den im Buch gemachten praktischen Hinweisen und Übungen resultieren, eine Haftung übernehmen.

Alle Rechte vorbehalten. Das Werk ist urheberrechtlich geschützt. Jede Verwertung außerhalb der gesetzlich geregelten Fälle muss vom Verlag schriftlich genehmigt werden.

Lektorat: Linda Strehl, München
Layout: Groothuis, Lohfert, Consorten, Hamburg
Covergestaltung: Kerker + Baum Büro für Gestaltung, Hannover
Satz: Die Feder, Konzeption vor dem Druck GmbH, Wetzlar
Druck und Bindung: Grafisches Centrum Cuno GmbH & Co. KG, Calbe